중급자를 위한

하타 · 빈야사 요가

중급자를 위한 하타·빈야사 요가

초판 1쇄 인쇄　2023년 03월 20일
초판 1쇄 발행　2023년 04월 01일

지은이　김연진, 박윤지
펴낸이　한준희
펴낸곳　(주)아이콕스

교정·교열　윤혜민
표지디자인　이지선
본문디자인　프롬디자인
사진　　박성영
모델　　김연진, 박윤지, 황치웅
영업　　김남권, 조용훈, 문성빈
경영지원　김효선, 이정민

주소　　경기도 부천시 조마루로385번길 122 삼보테크노타워 2002호
홈페이지　www.icoxpublish.com
쇼핑몰　　www.baek2.kr (백두도서쇼핑몰)
이메일　icoxpub@naver.com
전화　　032) 674-5685
팩스　　032) 676-5685
등록　　2015년 7월 9일 제386-251002015000034호
ISBN　　979-11-6426-232-8 (14510)
　　　　　979-11-6426-230-4 (14510) 세트

하타 · 빈야사 요가

김연진 · 박윤지 지음

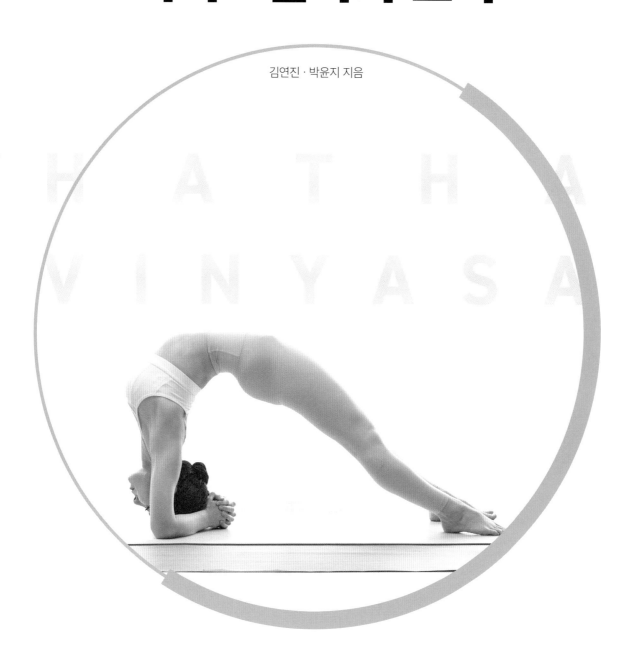

플레이북
PLAYBOOK

요가를 할 때 신체적 감각이 뛰어난 것은 매우 유리하다. 단순히 운동 신경이 좋은 것뿐만 아니라 인체 내부의 에너지 흐름을 빨리 자각할 수 있는 예민함은 요가 아사나(자세)를 할 때 종종 희열을 준다. 나는 태어났을 때부터 또래보다 신체적 감각이 발달했고 예민했다. 그러다 보니 사람들은 대수롭지 않게 넘기곤 하는 통증이나 불편감이 나에겐 아주 큰 사건이었고 고민거리였다. 몸이 조금이라도 아프면 약을 찾아 통증을 잠재우기보다는 '그 뿌리가 대체 무엇일까?' 하는 원인을 찾는 데 집중하는 편이었고 그 이유를 알아내야만 직성이 풀렸다.

성인이 되어 요가를 시작하고 난 후에는 아사나 수련을 통해 몸의 감각이 예전보다 더 발달했고 예민해지게 되었다. 종종 손으로 바닥을 짚고 몸 전체를 들어 올리는 자세를 할 때 바닥과 닿아 있는 손을 통해 대지와 연결됨을 느끼곤 하는데, 이때 온 신경을 손바닥에 집중하고 바닥을 누르면 눈에 보이지 않는 에너지가 뿌리 깊게 땅속으로 뻗어 내려가는 것이 느껴진다. 거대한 대지는 나의 손을 안정적으로 잡아주며, 나는 손을 통해 대지의 에너지를 끌어와 몸을 관통해 하늘을 향하는 발끝까지 연결시킨다. 대지의 에너지로 몸 전체를 곧게 세워 유지하는 것이 원활하게 이루어졌을 때 평소보다 자세가 더욱 안정적임을 느낀다. 이 안정적인 균형감은 단지 육체의 힘만으로 자세를 유지하기 위해 용을 쓸 필요가 없다는 사실을 깨닫게 한다.

몸을 쓸 때는 몸 전체의 감각을 골고루 잘 느끼는 것도 중요하지만 자세의 토대가 되는 부분을 통해 대지의 에너지를 끌어와 활용해야 한다는 것을 더 강조하고 싶다. 왜냐하면 그렇게 했을 때 몸의 에너지를 훨씬 효율적으로 사용할 수 있기 때문이다. 모든 요가 자세에는 각각의 토대가 있다. 즉 대지와 맞닿아 체중을 받아내고 우리 몸을 지지하는 위치를 말한다. 요가 자세들은 서거나, 눕거나, 엎드리느냐에 따라 몸의 하중을 부담하는 곳이 달라진다. 나는 이를 우리 몸의 토대라 부른다. 우리 몸은 단독으로 에너지를 만들어내는 것이 아니라 대지의 에너지를 내 몸으로 연결했을 때에 제대로 작용한다. 대지의 힘 없이 육체의 힘만으로 자세를 하면 어깨나 목으로 힘이 솟구치고 필요 이상의 에너지를 소모하게 된다. 이는 비효율적이다. 그래서 이 책에는 몸의 힘을 어떤 식으로 활용해야 하는지 잘 모르는 초·중급자들을 위해 토대의 중요성을 자세 곳곳에 설명하였다.

첫 번째로 나오는 하타 요가는 60분으로 구성되어 있다. 태양 경배 체조라는 빈야사 방식을 뺀 시퀀스이다. 일련의 연속 자세들(빈야사)로 이루어진 태양 경배 체조는 신체 움직임을 활성화하기에 적합한 준비 운동이지만, 간혹 움직임이 연속되는 자세들이 익숙하지 않거나 원하지 않는 수련자들도 있다. 그래서 여기서 소개하는 하타 요가는 태양경배 체조를 제외한 시퀀스로 구성하였다. 한 자세씩 차분히 수련해보고 원한다면 책에제시된 호흡수보다 더 길게 유지하며 본인에게 맞추어 수련해도 좋다.

두 번째로 소개하는 빈야사 요가는 60분 프로그램이 부담스러운 수련자들을 위해 45분으로 다소 짧게 구성하였다. 끊임없이 이어지는 빈야사의 연결 방식을 통해 체온과 혈류량을 빠른 시간 안에 올려 운동 효과를 극대화시키는 특징이 있다. 빈야사 요가는 자세를 중간에 멈추지 않고 연속적으로 이어가며 수련하므로 마치 유려하고 느릿한 춤을 추는 듯한 느낌을 준다. 이러한 특성 때문에 빈야사 요가는 하타 요가에 비해서 훨씬 동적이라고 느껴질 것이다.

하타 요가와 빈야사 요가 시퀀스 모두 앞, 뒤, 옆, 위, 아래, 비틀기와 거꾸로 서기 등 가능하면 인간이 움직일 수 있는 모든 방향을 골고루 포함시켰다. 또한 몸의 발달이 한쪽으로 치우치지 않도록 앞뒤 자세간 상호 보완성을 중요하게 생각하여 구성하였다.

장시간 같은 자세로 게임이나 공부를 하고 난 뒤에는 몸이 찌뿌둥하고 괴로우며 간혹 통증이 발생한 경험이 있을 것이다. 아무리 좋은 운동이라도 한쪽으로 치우친 움직임은 이와 비슷한 결과를 낳을 수 있다. 신체의 한 방향만을 강화하는 프로그램을 수련하게 되면 몸이 개운하기보다는 피로하게 되고, 치우침으로 인해 통증이 발생하거나 틀어짐이 고착화될 수 있다. 반면 몸을 다양한 방향으로 움직이게 하고 앞뒤 자세가 상호 보완이 잘 된 시퀀스는 수련 이후에 개운함, 시원함, 기분 좋은 느낌을 준다. 또 장기적으로는 몸의 균형을 찾게 해주므로 수련자의 입장에서는 매우 중요한 부분이다.

이 책에 나온 두 시퀀스는 중급자에게 맞춰 구성했지만 초급자도 도전할 수 있도록 쉬운 자세를 제시하였다. 사람의 몸은 모두 다르므로 절대적인 기준은 없다. 더 잘하고자 욕심내는 것보다는, 현재 상태의 자신의 몸과 충분한 대화를 나누고 그 과정을 통해 자신이 어디쯤에 머물러야 하는가 지혜롭게 판단한 후 자세를 수행해가길 바란다.

박윤지

흔히 요가를 수련하는 것을 내면의 여행이라고 말한다. 내면의 여행이라니 그게 대체 무슨 뜻일까 싶지만, 나는 그것이 요가를 꽤 적절하게 표현하는 말이라고 생각한다. 요가를 수련하면 자신의 내면을 향해 시선을 돌리게 되고, 그 안에 무엇이 있는지 탐구하기 시작하기 때문이다. 내면의 여행이라 하면 얼핏 지루할 것 같지만 결코 그렇지 않다. 내면으로 깊이 들어갈수록 그곳은 우리에게 매우 다이내믹하고 흥미진진한 경험을 선사한다. 내면의 여행을 통해 새로운 자기 자신을 발견하는 것만큼 흥미로운 일도 드물다. 우리의 내면, 즉 심리에는 여러 반대되는 생각과 감정들이 제각기 자리를 차지하고서 목소리를 내고 있다. 자기 속에서 다른 다양한 의견을 하나로 통일했을 때, 우리는 자신이 진정으로 원하는 것을 내면에서 찾아낼 수 있다.

나는 요가를 배우러 오는 회원들이 이런 경험을 할 수 있도록 돕고 싶었다. 그래서 요가 수업을 할 때 '자신의 한계를 존중하고 스스로를 사랑하기'를 강조하곤 한다. 남들보다 잘하건 못하건 신경 쓰지 말고 그저 그 자체를 즐기라는 권유이다. 아울러 자신을 존중하고 사랑하라는 권유에는 자신이 타인에게 보이고 싶은 점과 감추고 싶은 부분 모두를 수용하는 것도 포함된다. 도대체 이것이 내면의 여행과 무슨 관계가 있을까 싶겠지만, 스스로를 부정하는 것이 많을수록 자신을 속박하는 것이며 자기 스스로를 받아들여 허용하는 만큼 더 자유로워질 수 있다고 생각한다.

말처럼 쉬운 일은 아니다. 대부분은 남에게 보여주고 싶은 부분만을 사랑한다. 의도치 않게 자신이 싫어하는 부분을 들켰을 때에 분노하거나 부끄러워 숨기려 하고, 인정하지 않으려 한다. 어찌 그렇지 않겠는가? 자신조차 싫어하는 본인의 모습인데. 그렇지만 타고난 부분은 억지로 감추려 한다고 감춰지지 않는다. 되려 원치 않은 상황일 때 삐져나오기 마련이다. 그렇다면 어떻게 해야 할까? 방법은 단 하나다. 먼저 스스로 받아들이고, 인정하는 것이다. 그렇게 할 때 우리는 자신이 만든 굴레에서 벗어나 이전보다 더 자유로워질 수 있다.

물론 요가를 수련한다고 바로 달라지는 것은 아니다. 또한 내면의 변화가 그리 중요하냐고 반문할 수도 있다. 그런 것보다는 다른 눈에 보이는 확실한 결과를 원할 수도 있다. 감각적인 즐거움을 좇기보다는 정적인 내면의 고요함을 추구하는 요가를 수련하겠다고 결정하는 데까지 많이 망설여질 수 있다. 바쁜데 굳이 요가를 하기보다는 그 시간에 다른 운동을 하겠다고 생각할 수도 있다. 충분히 그럴 수 있다고 생각한다.

하지만 우리는 마음이 편치 않으면 하루에도 수십 번씩 마음이 오락가락하고, 남의 이야기에 일희일비하게 된다는 것을 잘 알고 있다. 외부의 상황 때문에 갈대처럼 흔들리는 마음은 과연 즐겁고 행복한 것인가? 외면하고 덮어두면 과연 편안한가? 마음이 외치는 소리를 외면했지만, 계속 비슷한 상황이 반복되어 괴롭진 않는가? 그것은 사실 우리에게 열쇠가 있다는 신호이다. 같은 상황의 반복을 멈추고 싶다면 귀를 열고 마음의 소리를 들어야 한다. 주의가 내부를 향하지 않고서는 그 소리를 들을 수 없다.

요가는 원래 고대 인도인들의 철저한 자아 탐구에서 시작됐다. 그들은 눈앞에 일어나는 여러 문제의 답을 자신의 내부에서 찾았기에 명상이 중시됐다. 이와는 달리 요즘 우리가 접하는 요가는 자아 탐구보다는 육체적 운동에 더 가깝다. 21세기 전후 요가의 세계적인 인기는 요가가 운동과 명상 사이 그 어디쯤에 위치한 덕분이라 해도 과언이 아니다. 하지만 내적 탐구가 익숙하지 않은 현대 사회에서 이런 요가의 포지션이 절묘한 것 또한 사실이다. 신체 건강을 목적으로 요가를 시작해도 된다. 경쟁할 필요가 없고 느긋하게 즐길 수 있다. 자세가 바로 잡히고 선이 아름다워져서 미용 목적에도 부합한다. 그러면서 우리 몸의 감각을 관찰하기에 아주 적합하다. 호흡에 신경 쓰면서 몸 여기저기의 감각을 느끼고, 자신의 자세가 평소에 어떠했는지, 그리고 호흡이 때때로 어떻게 달라지는지를 자각하기 시작한다. 아픈 곳이 점차 줄어들고 건강이 좋아지는 결과를 얻는다. 건강을 위해 꾸준히 수련하다가 요가에 푹 빠져들었을 즈음이면 가랑비에 옷이 젖듯 어느덧 내면을 향할 준비가 되어 있다. 외부로 향하는 우리의 의식을 바로 자신의 생각이나 마음으로 향하게 하기는 상당히 어렵지만, 요가를 하면서 자신의 몸과 호흡 관찰이 즐겁고 익숙해진 후라면 다음 단계인 마음의 관찰로 수월하게 넘어갈 수 있다.

요가는 철저히 자신이 주체인 수련이다. 내면을 향한 요가를 하면서 자기 자신에 대해 좀 더 잘 알게 되고, 자신을 이해하고 받아들이면 다른 사람과의 관계도 더 편안해진다. 자신의 뿌리가 튼튼하여 내적 중심이 잘 잡혀 있으면 타자에 대해서도 있는 그대로 수용할 수 있는 힘이 생기기 때문이다. 타자를 수용한다는 것은 어쩌면 자신의 좁은 한계를 넓히는 일인지도 모른다. 내 의견만을 고집하지 않고 타자의 생각과 살아가는 모습 또한 내 안에 수용하는 것이기 때문이다. 마음의 품이 넓어진다고 할 수 있겠다. 생각이 유연해지고 고집하고자 하는 마음의 걸림이 줄어든다는 것은, 그만큼 나 스스로 자유로워진다는 의미이다.

요가에는 이러한 자유를 향한 지혜로운 방법이 담겨 있고, 우리 모두 그러한 요가를 통해 내면을 향한 여행을 스스로 선택할 수 있는 시대에 살고 있다는 점이 참 다행스럽고 기쁜 일이라고 생각한다.

김연진

contents

HATHA YOGA 하타 요가

LESSON THREE

VINYASA YOGA   빈야사 요가

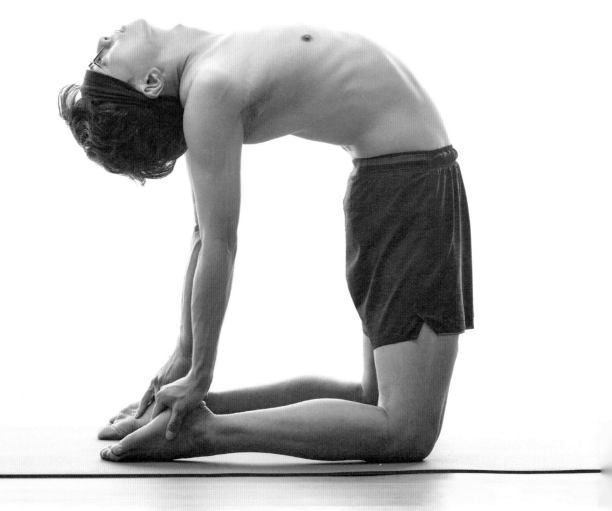

HATHA & VINYASA YOGA

하타 & 빈야사 요가 이해하기

1
요가는 무엇인가?

현대 요가에서 '요가를 한다'라고 하면 통상 깊은 호흡을 하며 특정한 자세들을 운동 삼아 수련하는 것을 의미한다. 요가에서는 이러한 자세들을 '아사나(asana)'라고 부르며, 대체로 요가 수련은 곧 아사나 수련으로 여겨지고 있다. 이런 아사나 위주의 요가를 수련하는 목표는 건강 증진과 미용적 효과를 얻기 위함이 대부분이다. 좀 더 세부적으로는 체형 교정과 통증 완화 그리고 다이어트 효과가 있으며, 호흡과 집중이 어우러진 신체 활동을 통해 몸과 마음의 건강한 조화를 이끄는 것이 요가라고 할 수 있다.

그러나 이렇게만 설명하면 요가에 담긴 심오한 철학과 정신적인 수행 문화를 놓치게 된다. 요가의 철학과 수련법에 대해 제대로 이야기를 하려면 약 5천 년 전, 인더스 문명까지 거슬러 올라가야 할 수도 있다. 이렇게 오래된 역사와 문화를 가진 요가를 단순히 운동의 측면으로만 설명하기는 부족하다. 현대 요가를 보아도 과거 인도의 요가에서부터 무수한 변화를 거쳐 지금의 형태를 띠게 되었지만 과거 인도 요가의 정신 수양적인 특성을 여전히 중요하게 생각하는 곳이 많다.

요가는 고대 인도 사회 특유의 영적인 사상을 기반으로 발생한 철학이자 수행법, 혹은 그러한 전통을 가리킨다. 당시 요가에서 지향하는 목표는 삶과 죽음으로 이루어진 '윤회의 고리'에서 벗어나 정신적 해방을 이루는 것이었다. 과거 인도의 요가 수행자들은 인간이라면 누구나 겪는 생로병사와 희노애락에 매여 있는 한, 절대적인 평화와 행복을 이룰 수 없다는 사상을 갖고 있었다. 생로병사와 희로애락에서 벗어나기 위해 과거의 요가 수행자들이 치열하게 연구하여 찾아낸 방법은 깊은 명상을 통해 자기 자신을 초월하는 것이었다. 따라서 당시 요가에서 가장 중시되었으며 대표적이었던 수행법은 명상이라고 할 수 있다.[1] 그리고 '아사나'는 명상을 하기 알맞은 앉은 자세를 의미했다. 반면 현대 요가에서 아사나는 운동 효과를 얻을 수 있는 자세들을 말한다. 다시 말해 고대 인도 요가의 아사나와 현대 요가의 아사나는 개념이 매우 다르다.

이후 중세 인도에서는 '신체의 연금술'이라고 불리는 전통 하타 요가가 발전했다. 전통 하타 요가의 문헌에서는 신체적인 수련법들과 요가 생리학이 언급된다. 호흡 수련법을 중요하게 다루었고, 아사나의 종류

---

1   물론 명상이 요가의 목표를 이루기 위한 대표적인 수행이라고는 하지만, 좀 더 정확히 말하자면 요가에서 권위를 인정받는 《요가수트라》라고 하는 저서에서 보이는 입장이다. 《요가수트라》는 인도에서 A.D. 4~6세기경 생존했을 것으로 추정하는 파탄잘리라는 인물이 당시에 흩어져 있는 요가의 문헌들을 최초로 집대성하여 편찬한 것으로 알려져 있다. 하지만 파탄잘리의 《요가수트라》만이 인도 요가의 입장이나 철학을 모두 대변하는 것은 아니다. 《요가수트라》를 따르는 전통 외에도 인도에는 서로 다른 관점과 사상을 가진 요가 전통 혹은 단체들이 존재했다. 행위 요가, 헌신 요가, 지혜 요가 등이 있었으며 진언을 외우거나, 특수한 의식을 행하는 요가 단체 등 관점과 방법론이 다른 여러 가지 요가 전통들이 있다. 이들은 모두 요가의 궁극적 목표에 대한 관념도 다르고 방법도 달랐지만, 그들이 지향하는 목표는 모두 초월적인 영성을 얻는 것이었다.

도 과거에 비해 그 수가 늘어났다. 전통 하타 요가의 수행법이나 철학 이론은 이전의 요가와는 다르게 신체적인 수련이 강조되지만, 궁극적인 목표는 이전의 요가와 마찬가지로 자기를 초월하여 영적인 발전을 얻는 것이었다.

현대 요가 역시 이러한 전통 하타 요가의 신체적인 수련법에 영향을 받았다. 그렇지만 전통 하타 요가의 철학이나 목표, 주요 수련법을 계승한 것은 아니다. 그리고 전통 하타 요가에서 다소 부차적이었던 아사나에 치중되어 있는 편이다. 호흡 수련과 무드라, 명상 등의 수련법을 중시했던 중세 인도의 하타 요가와는 달리, 현대 요가는 아사나를 중심으로 발전하였으며 전통 하타 요가에는 없었던 수많은 아사나를 탄생시켰다.

아사나는 현재도 계속 새로 생겨나고 있으며, 국가나 지역에 따라서 다른 명칭이 붙는 경우도 많다. 이를테면 인도의 '밧다 코나(인도 고대어인 산스크리트로 '묶은 각도'의 의미) 아사나'가 한국에서는 '나비 자세'라고 불리고, 인도 남부 마이소르 지역의 '숩타 파당구쉬타 아사나'를 인도의 다른 지역에서는 '파완묵타 아사나'라고 부르기도 한다. 어떤 곳에서는 보편적인 아사나가 다른 곳에서는 보기 어려운 경우도 있다. 한국에서 '현 자세'라고 하는 골반 교정용 아사나는 인도나 서양 요가에서 보기 어렵다. 현 자세라는 명칭 역시 악기에서 따왔을 것이라고 유추할 뿐 정확히 무엇을 의미하는지 찾기가 어렵고, 일본에서 한국으로 건너온 체형 수정 요가일 것이라 짐작할 뿐이다.

요가의 종류도 다양하게 생겨났다. 국내에서 요가가 유행했던 초기에는 태극권과 요가를 접목시킨 타이치 요가, 불교의 선체조와 요가를 접목시킨 선 요가, 기공에 요가 아사나를 도입한 국선도, 요가와 필라테스의 혼합 등 요가와 다른 신체 수련법을 크로스오버하는 경우도 흔했다.

현재는 그때와는 또 다른 양상의 요가 수련법이 유행하고 있다. 인도와 미국 등지에서 유행한 아쉬탕가 빈야사 요가와 빈야사 요가, 핫 요가(비크람 요가)가 국내에 상륙했고, 이후 국내외 요가 교사들이 스스로 만든 프로그램에 이름을 붙여 내걸기 시작하면서 요가의 종류는 더욱 많아졌다. 물론 이것은 모두 아사나 중심의 요가들이다. 최근 들어 요가에서 명상이 중요하다는 점이 부각되면서 조금씩 명상 수련을 도입하는 센터들도 점차 늘고 있다.

요가가 한국에 들어온 지 20~30년 정도되었지만 요가 수련의 형태는 계속 변화해왔고, 현재도 변화하고 있다. 이러한 점들 때문에 일반 요가 수련자가 혼란을 느낄 수도 있다. 하지만 이러한 혼란스러운 양상은 한편으로는 다양한 문화에 융화되며 시대에 따라 변화하는 요가의 포용적인 특성을 보여주는 것이기도 하다. 과거부터 요가는 수련자에 따라 다양하게 해석되고 변화해왔다.

현대 요가는 계속 변화하고 있지만, 요가가 일반 운동과 확연히 구별되는 점인 자기 자신에게 의식을 집중하는 특성은 아마 앞으로도 크게 바뀌지는 않을 것이다. 의식의 집중, 즉 정신 수양적인 요가의 측면은 과거 인도의 요가에 비해 훨씬 미약하다고는 하나 여전히 중요하게 여기는 곳이 많다. 자신에게 집중하는 것이 강조되는 만큼 요가에서는 아사나를 얼마나 잘해냈냐는 것보다 지금, 여기에서, 내가 무엇을 느꼈느냐가 더 중요하다.

요가를 수련하면서 지속적으로 몸이 느끼는 감각들에 집중하여 그것을 면밀하게 파악하다 보면, 관찰력이 섬세해지게 된다. 관찰력이 섬세해지면 변화하는 자신의 감정과 생각이 일어나는 순간 그것을 알아차릴 수 있게 된다. 감정과 생각은 말과 행동의 원인이기 때문에 감정과 생각의 흐름을 알아차리고 다스리면 말과 행동의 실수가 적어지고 마음이 동요하는 것이 줄어든다. "나도 내 마음을 모르겠어"라는 생각이 들며 갈팡질팡한 경험이 다들 있을 것이다. 섬세한 요가의 수련은 수련자가 몸, 감정, 생각의 주체가 되도록 이끌어 동요하는 마음을 가라앉히고 원하는 것에 집중하도록 돕는다. 이러한 일련의 과정을 통해 자기 자신을 알아가는 것이 요가 수련의 깊은 목표이다.

앞서 설명한 요가의 문화적 배경과 정신 수양의 측면을 이해하고 요가를 수련하는 것은 중요하다. 요가를 건강을 위한 운동으로만 즐길 수도 있지만, 요가를 통한 내면적 성찰이야말로 요가의 진수이자 보석이기 때문이다. 요가를 통한 내면의 성찰은 마음을 튼튼하게 만들어준다. 건강한 마음은 외부 상황에 덜 휘둘리며, 자기 자신과 다른 사람과의 관계에도 적절한 균형점을 찾을 수 있게 도움을 준다. 많은 이들이 요가 수련을 하기로 결심하는 이유는 대부분 신체의 건강을 위해서이다. 건강을 추구하는 바탕에는 좀 더 행복하고 안락한 삶을 누리고자 하는 마음이 깔려 있다. 신체의 건강 상태는 행복에 큰 영향을 준다. 하지만 행복이라는 것은 마음 상태에 더 큰 영향을 받는다. 마음이 행복을 결정한다고 해도 과언이 아니다. 그러므로 행복하기 위해서는 몸뿐만 아니라 마음이 건강해야 한다. 항상 분노하거나 속상해하거나, 기분 나쁜 일들이 내게만 일어난다고 느껴진다면 몸이 건강한들 행복하다고 말할 수 있을까? 그리고 부정적인 감정은 몸의 건강에도 악영향을 준다. 그러므로 우리는 늘 몸과 마음을 둘 다 잘 조절하고 관리할 필요가 있다.

앞서 말했듯이 요가의 정신적 측면을 이해하고 몸과 마음을 섬세하게 다루며 수련한다면, 몸이 건강해지며 자신의 마음을 조절하는 것이 점차 수월해지게 될 것이다. 자기 자신의 마음을 자기 자신이 원하는 대로 자유롭게 사용할 수 있다면, 우리는 더 큰 만족감을 얻고 스스로 결정할 수 있는 것들이 더 많아질 것이며 충분한 행복을 느낄 수 있을 것이다.

2
신체 중심을 잡아주는 반다

반다(bandha)는 본디 전통 하타 요가에서 영적 각성을 하기 위해 호흡과 병행하는 수련법이다. 산스크리트로 반다의 의미는 '묶다, 속박하다, 잠그다, 닫다' 등의 뜻이며, 프라나(prana)라고 부르는 신체 에너지를 빠져나가지 않게 하기 위한 잠금 장치이다. 잘란다라 반다(jalandhara bandha), 웃디야나 반다(uddiyana bandha), 물라 반다(mula bandha)가 있으며, 이 세 가지 반다를 결합한 것이 마하 반다(maha bandha)이다. 반다는 신체의 목, 복부, 골반저(골반 바닥) 부분을 수축하는 것으로써 전통 하타 요가에서는 근육학적 위치보다는 에너지적 위치가 중요하며 숙련된 스승의 지도 없이 함부로 접근해서는 안 된다고 여긴다. 현대의 아사나 수련 중심인 아쉬탕가 빈야사 요가에서도 반다를 수행하지만, 전통 하타 요가의 호흡 수련 후 쿤달리니를 각성시키기 위해 수행하는 강력한 반다보다는 훨씬 약한 강도로 한다. 전통 하타 요가의 반다에 비해, 아쉬탕가 빈야사 요가에서 하는 반다는 부작용의 위험이 적으면서도 에너지 조절과 신체 건강 면에서 탁월한 효과가 있다. 이러한 아사나 수련 시 병행하는 반다의 이점은 전통 하타 요가에서 지향하는 영적 각성 측면보다는 주로 근육학과 신경학적인 측면에서 설명이 가능하다.

중급 이상의 하타 요가에서는 척추를 깊게 뒤로 젖히는 자세나 양손과 팔로 전신을 들어 올려 유지하는 균형 감각과 힘이 필요한 자세들을 접하게 된다. 그러한 비교적 난이도 높은 자세들을 행할 때 함께 반다를 수행하면 부상의 위험을 방지하고 힘을 알맞게 배분하는 효과를 얻을 수 있다. 또 전굴 자세와 같이 힘이 필요하기보다는 신체를 늘이는 자세들에서의 반다는 몸을 더욱 깊게 접을 수 있는 미세한 공간을 만들어주기도 한다.

아쉬탕가 빈야사 요가 외의 요가 센터들에서는 반다를 정확히 알려주는 곳이 흔치 않다. 하지만 앞에서 언급한 바와 같이 중급 이상의 깊은 아사나를 수련하기 위해서는 반다를 함께하는 것이 매우 중요하고, 아사나 수련을 위해서가 아니더라도 반다 수련 자체가 갖는 신체 건강상의 훌륭한 이점들이 많다. 그래서 여기에서는 아사나와 함께 수련하는 반다의 실천 방법을 자세히 소개했다. 이를 통해 반다에 대해 숙지한 후, 아사나 수련 시 반다도 함께하는 것을 권한다.

웃디야나 반다

/

웃디야나는 '위로 날다'라는 의미이며 전통 하타 요가에서는 호흡에 의해 생성된 에너지, 즉 프라나를 큰 새에 비유해 웃디야나 반다와 호흡 수련을 병행할 때에 '큰 새가 나는 것'으로 표현한다. 이와 같은 표현에서 알 수 있듯, 웃디야나 반다는 신체 내부 에너지를 아래에서 위로 끌어 올리는 작용을 한다.

전통 하타 요가에서 웃디야나 반다는 숨을 완전히 내쉬고 나서 숨을 마시지 않은 상태를 유지하며, 아랫배에서부터 윗배까지 복부 전체를 뒤로 끌어당기고 위로 들어 올린다. 웃디야나 반다를 할 때는 횡격막이 위로 밀려 올라가며 복부는 진공 상태가 되어 움푹 꺼지게 되는데, 이때 내부 장기들이 마사지가 되며 목과 복부에 있는 경직된 근육들에 자극이 가기도 한다. 다음 사진은 아사나를 하지 않고 웃디야나 반다만을 하고 있을 때의 모습이다. 복부뿐 아니라 쇄골 주변까지 내부로 당겨져 있는 것을 볼 수 있으며, 들숨으로 천천히 웃디야나 반다를 풀어줄 때에는 진공 상태로 서로 밀착되어 있던 기도의 부분들이 떨어지며 "쩍" 하는 소리가 나기도 한다.

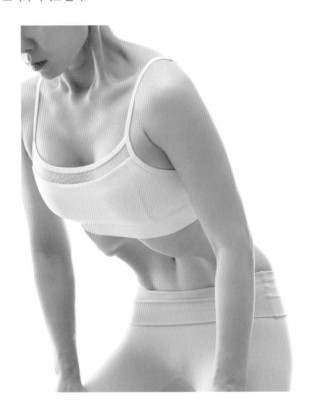

전통 하타 요가의 웃디야나 반다의 방식과 달리, 아쉬탕가 빈야사 요가와 같이 아사나 수련 시에 병행하는 웃디야나 반다는 아랫배 수축의 방식으로 이루어진다. 요가 경험자라면 수련 시간에 아랫배를 조이라는 말을 많이 들어봤을 것이다. 이 아랫배를 수축하는 웃디야나 반다는 아래를 향한 개 자세에서 날숨 끝에 느껴보기 쉽다. 비교적 쉬운 자세를 할 때의 웃디야나 반다는 아랫배를 허리 쪽으로 수축하는 정도로 조절할 수 있고 몸을 들어 올리거나 파워를 내야 하는 자세를 할 때는 반다를 좀 더 강하게 실행하게 된다. 그러므로 이때에는 복부 전체를 등 쪽으로 깊게 수축하고 살짝 위쪽으로도 끌어 올리게 된다.

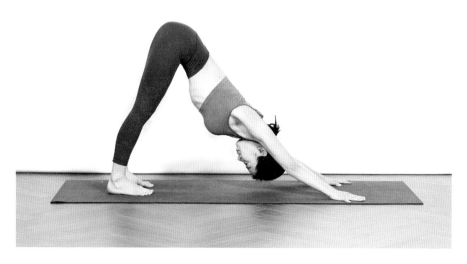

▲ 아래를 향한 개 자세에서 이루어지는 웃디야나 반다: 자연스럽게 배가 수축하며, 날숨 끝에 웃디야나 반다가 더욱 잘 이루어진다.

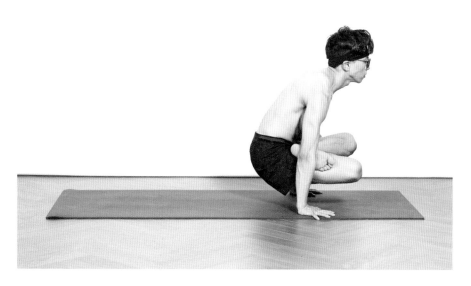

▲ 몸을 들어 올리는 자세에서 이루어지는 웃디야나 반다: 골반을 들어 올리기 위해 힘껏 복부를 조여 위로 끌어 올리므로, 웃디야나 반다가 강하게 이루어진다.

이 복부의 잠금은 정확히 몸의 중심부에서 이루어지고 몸의 중심부가 흔들리지 않게 잡아주는 역할을 한다. 몸 중심에서 뻗어나간 수많은 갈래의 실이 팔다리로 연결되어 있다고 느껴보며 웃디야나 반다가 실의 중심부를 묵직하게 붙잡고 있는 것을 떠올려보자. 여기서 팔을 들어 올리면 몸 중심으로부터 손끝까지 실이 팽팽하게 당겨지는 것을 쉽게 상상할 수 있다. 그 팽팽함이 강해야 스트레칭의 효과가 커지고 연결이 끊어지지 않을 것이다. 만일 반다로 중심을 잡는 힘이 약하면 팔을 위로 뻗어 올릴 때 실이 힘없이 중심을 잃고 위로 딸려 올라갈 거라는 사실을 쉽게 떠올릴 수 있다. 마찬가지로 반다가 약하여 복부에 힘이 빠지면 팔과의 연결성도 느슨해지게 된다. 그렇게 되었을 때 신체의 스트레칭 효과 역시 떨어진다. 동시에 허리가 과도하게 뒤로 젖혀져 통증으로 이어질 수 있다. 웃디야나 반다는 복부를 당기는 것이므로 골반을 바로 세우고 허리가 뒤로 꺾이지 않도록 잡아주는 역할을 한다. 다음 사진의 척추를 깊게 뒤로 젖히는 자세를 보면, 웃디야나 반다를 충실히 함으로써 골반 경사를 조절하고 젖힘 활동을 척추 전체가 고루 분담하여 허리를 보호함을 알 수 있다.

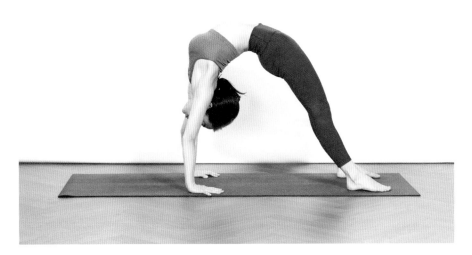

▲ 척추를 깊게 젖히는 자세에서 이루어지는 웃디야나 반다

잘란다라 반다

/

잘란다라 반다는 고개를 숙여 턱을 쇄골 사이로 당겨 눌러주는 것으로, 목 쪽을 잠금으로써 에너지가 위로 새어나가는 것을 방지한다. 주로 쿰바카(숨을 멈추는 호흡 수련법)를 할 때 실행한다. 또한 전통 하타 요가의 웃디야나 반다를 할 때에도 숨을 참아야 하기 때문에 필수적으로 따르는 수련법이다. 그러나 잘란다라 반다는 조심스럽게 행해야 하며, 부작용에 주의해야 한다.

아사나 수련을 할 때 거꾸로 서는 자세들은 잘란다라 반다가 가볍게 이루어지는 대표적인 자세다. 다음 사진의 어깨 서기를 예로 들면, 손으로 등을 받치고 거꾸로 서서 턱이 쇄골 사이에 놓여 잘란다라 반다를 저절로 행하게 된다. 이때 얼굴 위로 압력이 솟구쳐 혈압 또는 안압이 높아지거나 귀에 문제가 생길 수 있는 부작용을 마치 밸브를 잠그듯 목을 잠금으로써 막아준다.

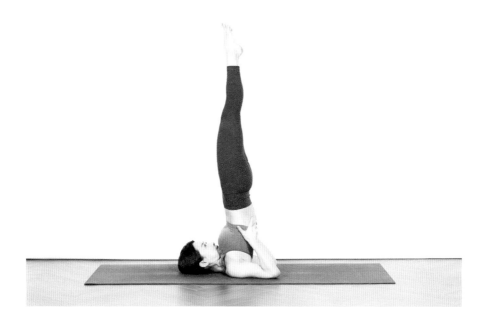

거꾸로 선 자세에서 위쪽으로는 웃디야나 반다와 물라 반다로 몸통 바깥으로 에너지가 빠져나가지 않게 봉인한다. 그러나 경추에 이상이 있거나 고혈압 중증환자라면 거꾸로 서는 자세들은 피하거나 주의해서 수련해야 하고, 잘란다라 반다 역시 피하는 것이 안전하다.

물라 반다

/

물라(mula)는 '뿌리'를 의미한다. 물라 반다는 골반저에 위치한 회음을 수축하는데, 이 위치는 전통 하타 요가의 인체 생리학에서 차크라(cakra)라고 하는 에너지 센터 중 제1번 차크라와 밀접한 관련이 있다. 이 1번 차크라는 꼬리뼈 근처에 위치해 있다고 알려져 있으며, 아래로 향하는 에너지와 관계된다. 물라 반다는 아래로 빠져나가는 에너지를 봉인하여 영적인 각성을 이루기 위해 수련하는 것으로 알려져 있다. 아사나 수련 시 물라 반다는 웃디야나 반다와 병행되는 경우가 있지만, 따로 떨어뜨려 수련해보면 그 차이가 명확히 있다. 웃디야나 반다보다 훨씬 더 섬세한 감각을 필요로 한다.

여성의 경우 회음부를 수축하고 남성의 경우 고환과 항문 사이를 수축한다. 그러나 회음부 아래쪽과 바깥쪽 전체를 수축하는 것은 아니고 여성의 경우 자궁 경부에서 자궁 주변에 해당한다. 물라 반다를 처음 수련할 때에는 항문과 아랫배 그리고 회음부 전체를 조이게 돼 이것들을 따로 분리하는 것이 매우 어렵게 느껴진다. 또는 온몸에 힘이 함께 들어가기도 한다. 흔히 물라 반다를 항문 근육을 조이는 것과 혼동하는데, 항문 근육의 수축은 '아스위니 무드라(asvini mudra)'[1]라는 조금 다른 수련법이다.

● 물라 반다의 연습

1   등을 바닥에 대고 온몸에 힘을 뺀 채 편하게 눕는다.
2   눈을 감고 회음부의 문이 활짝 열려 있다고 상상한다.
3   구슬 하나가 회음부 안으로 들어온 것을 상상한다. 회음부 바깥쪽의 문을 서서히 닫고 구슬을 자궁 경부 쪽으로 천천히 밀어넣는 것을 상상하며 회음부 근육을 수축한다. 외부의 어떤 도움도 없이 감각만으로 이 모든 움직임을 해내는 것이다.
4   구슬을 점점 더 자궁 경부 깊이 밀어 넣어보고 서서히 깊게 뒷면으로 들어가게 조절해본다. 이때 웃디야나 반다가 함께 실행되지 않도록 한다. 또한 구슬을 밀어넣기 위해 회음부 속의 힘을 제외한 다른 곳에는 힘을 쓰지 않도록 노력한다.
5   자궁 혹은 자궁 경부 뒷면에 구슬이 도달하면 구슬이 빠져나오지 않도록 유지하며 감각에 집중한다. 호흡은 자연스럽게 한다. 가장 중요한 것은 구슬을 자궁 속에 유지시키기 위한 회음부 내부의 힘을 제외하고 다른 모든 곳은 이완되어 있어야 한다는 점이다.
6   가능한 만큼만 유지하고 숨을 내쉴 때 천천히 회음부의 입구를 열어 구슬을 내보낸다.
7   처음 해보는 사람은 회음부 주변이 간질간질하며 참기 힘든 이질적인 감각이 느껴지기도 해서 바로 포기할 수도 있다. 처음에는 아주 짧게 3초 유지 후 휴식, 또 3초 유지 후 휴식하는 식으로 어색한 감각을 익숙하게 만들어가는 과정을 충분히 가져본다.
8   점점 익숙해지면 유지 시간을 늘린다. 예를 들어 30초 유지 후 힘을 풀고, 10초 휴식을 한 다음 다시 시도하는 방식이다.

물라 반다의 수행은 웃디야나 반다와 마찬가지로 아사나 수행 시 중심에서 에너지를 잡아주고 사지로 뻗어나가는 힘을 조절해 부상을 줄이며 스트레칭 자세를 할 때에 감각을 극대화시킨다. 또 골반 신경을 자극시켜 비뇨기계나 배설기계의 문제 해결에 효과가 있다. 물라 반다를 꾸준히 수련할 경우 요실금 증상이 완화되거나, 장을 정상화하여 배변 활동에도 도움을 준다. 물론 아사나 수련만으로도 위의 효과들이 따라오기는 하지만 물라 반다의 적극적인 활용은 훨씬 더 큰 효과를 불러일으킨다. 모든 반다가 초보자에게는 어렵겠지만 특히 이 물라 반다의 경우 좀 더 섬세한 감각이 필요하기 때문에 습득하기까지 오래 걸릴 수 있다. 반드시 직접 체험한 노련한 교사의 지도를 받아야 하고 잘못된 방법으로 혼자 수행하지 않도록 한다.

---

1   전통 하타 요가의 항문 근육을 수축하는 수련법. 어렵고 세심하게 수련해야 하는 물라 반다를 배우기 전에 예행 단계로 하는 수련이다.

3
몸을 데워주는 웃자이 호흡

웃자이 호흡
QR코드

웃자이 프라나야마(ujjayi pranayama)는 '승리자의 호흡', 혹은 '승리 호흡'이라는 의미이다. 산스크리트로 ud는 '위쪽으로, 팽창', jaya는 '승리, 정복'이라는 뜻으로, 가슴을 편 승리자의 모습을 떠올리게 하는 호흡이다.

아쉬탕가 빈야사 요가와 빈야사 요가에서는 아사나 수련을 할 때 이 웃자이 호흡을 한다. 아쉬탕가 빈야사 요가의 체계를 구축한 파타비 조이스는 웃자이 호흡을 매우 강조한다. 웃자이 호흡이 열을 내어 몸을 따뜻하게 데워주고, 신체 안의 불순물을 제거하는 효과가 있으며 성문을 수축하여 호흡이 들어가고 나가는 통로를 조절해 호흡의 길이를 늘일 수 있다는 장점 때문에 아사나 수련 시에 유리하다는 것이다. 아쉬탕가 빈야사 요가에 영향을 받아 생겨난 빈야사 요가 역시 아쉬탕가 빈야사 요가와 마찬가지로 웃자이 호흡을 권장한다.

한편 전통 하타 요가에서는 웃자이 호흡을 심리 안정과 명상을 위한 호흡으로 여긴다. 하지만 인체 내 에너지(프라나)를 조절하는 교호 호흡(나디 쇼다나)이나 정뇌 호흡(카팔라바티)보다 중요하게 여기지는 않는다. 반면 아쉬탕가 빈야사 요가에서는 웃자이 호흡이 열을 일으킨다는 점과 아사나 수련 시 호흡을 길게 하는 데 유리하다는 점, 그리고 소리 등을 이유로 웃자이 호흡을 모든 호흡 중에서 가장 중요하게 여긴다. 전통 하타 요가에서 웃자이 호흡 수련을 하는 경우가 드물어 정확한 비교는 어려우나, 추측해보면 아쉬탕가 빈야사 요가에서 하는 웃자이 호흡은 전통 하타 요가에 비해 더 길고, 강하게 수련할 것으로 생각된다.

이 책에서의 하타&빈야사 요가는 아쉬탕가 빈야사 요가와 같은 이유로 아사나 수련을 할 때 웃자이 호흡을 권장한다. 하타&빈야사 요가의 중급부터는 초급에 비해 근육과 인대 등으로 이루어진 조직 결합을 강하게 늘이고 수축하는 자세들이 많아지므로 몸이 따뜻해야 하고 신체 중심이 안정적이어야 한다. 웃자이 호흡은 체온을 상승시키는 효과가 있으며 웃디야나 반다라고 하는 복부를 잡아주는 안전 장치를 하기 알맞은 호흡이다. 웃자이 호흡과 웃디야나 반다의 병행은 허리와 신체 부상을 방지하고 자세를 안정시키며, 힘이 몸통 중심으로 모이게 한다. 동시에 신체 중심부의 내적 에너지가 몸 전체로 뻗어나가게 하는 효과가 있다.

웃자이 호흡의 큰 특징은 소리이며 이러한 점이 아사나 수련에 도움이 된다. 목에 있는 성문을 조여 숨을 마실 때 "사-" 하는 소리가 나고 숨을 내쉴 때 "하-" 하는 소리가 나는데, 이는 마치 파도가 밀려 들어왔다 나가는 듯한 소리와 유사하다. 수련자는 이 일정한 호흡 리듬에 맞춰 몸을 움직이며 내적으로 집중하는 데 도움을 받는다. 소리를 내기 위해 성문을 조이는 호흡 방식은 수련자가 호흡의 길이를 조절하기 좋은 방법이다. 성문을 조이는 호흡을 수련하지 않으면 아사나에 따라 한꺼번에 숨이 들어오고 빠져나가 호흡의 길이가 들쑥날쑥해진다. 호흡은 아사나 수련에 있어 매우 중요한 요소로, 호흡이 빠르고 거칠면 아사나를 고요히 유지하여 신체 내부에 집중하는 것이 어려워지며 부상에 취약해진다. 반면 호흡을 잘 조절하면 내적 집중도를 높이고 부상을 방지하는 효과가 있다.

웃자이 호흡은 신체 중심을 안정시키는 반다와 함께하기에 적합하고, 체온을 상승시켜 근육을 좀 더 원활하게 움직일 수 있는 상태로 만들어 부상을 예방하는 점, 호흡의 길이 조절에 유리하다는 특성 때문에 중급 이상 신체를 강하게 움직이는 아사나 수련에 효과적인 호흡이다.

웃자이 호흡 소리 내기

/

1   대지와 연결된 토대를 단단히 느끼면서 척추를 펴고 앉거나 선다. 의자에 앉아서 해도 좋다.

2   아랫배를 살짝 조인다. 아랫배를 살짝 조이는 것은 웃디야나 반다이며, 앉아 있을 때에는 강한 근력을 요구하는 자세를 할 때에 비해 반다가 비교적 약하게 행해진다.

3   성대 주변(성문)을 살짝 조인다. 성문을 활짝 열지 않고 조금 닫는다는 느낌도 좋다. 혓바닥의 안쪽 끝 부분이 목구멍을 막는다는 느낌이 들면 혀끝을 둥글게 말아 입천장에 편하게 붙인다. 그렇게 하면 목구멍 입구가 좀 더 확보되는 것을 알 수 있다. 성문 자체는 좁히는 것이지만 들어가는 입구는 넓게 확보한 상태를 만들어야 한다.

4   성문을 조인 채 천천히 숨을 마신다. 숨이 들어가고 나가는 입구가 좁아지니 호흡을 할 때 공기가 마찰되어 "사-" 하는 소리가 날 것이다.

5   역시 성문을 조인 채 천천히 숨을 내쉰다. 이때는 "하-" 하는 소리가 난다. 마치 좁은 빨대로 음료를 빨아들일 때의 느낌과 비슷하며, 목에서 울리는 소리는 동굴 깊은 곳에서 울리는 파도 소리 또는 바람 소리와 비슷하다.

6   숨이 들어오고 나가는 소리를 들으며 호흡하기를 5~10회 정도 반복한다. 여유가 있다면 조금 더 연습해도 좋다.

주의 사항 | 처음 웃자이 호흡을 하게 되면 대부분의 사람들이 성대 근육을 조이는 것이 익숙하지 않기 때문에 소리가 잘 나지 않는다. 콧구멍에서 강제적인 소리를 내기도 하나 이것은 의미가 없으므로 소리가 잘 나지 않는다면 일단 소리를 내지 않고 성문을 조이는 느낌에 집중하도록 한다.

웃자이 호흡의 흉곽 움직이기

/

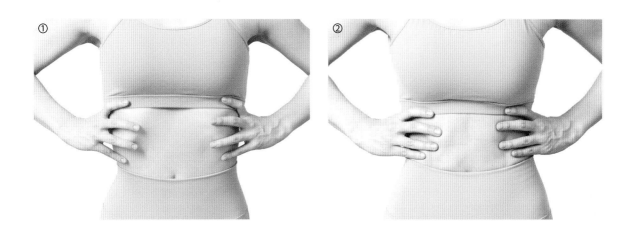

웃자이 호흡을 하는 모습을 정면에서 보면 마치 아코디언을 연상할 수 있다. 아코디언의 여러 겹으로 접혀 있는 풀무(바람통)에 바람이 들어가면 접힌 주름 간격이 점차 벌어지고, 바람이 빠져나갈 때 주름 간격이 좁혀진다. 그와 마찬가지로 웃자이 호흡이 숙달된 수련자의 갈비뼈를 보면, ①들숨에 위쪽에 위치한 갈비뼈들은 사이가 벌어지고 흉곽 전체도 좌우로 펼쳐진 것을 볼 수 있다. 반면 ②날숨에 위쪽 갈비뼈 사이는 좁아지고 벌어졌던 흉곽 전체가 다시 오므라드는 것을 볼 수 있다.

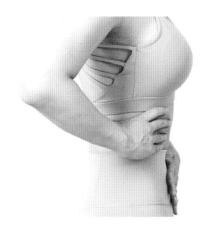
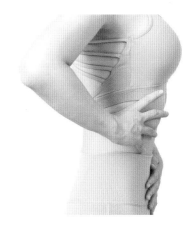

1 한 손을 아랫배에 가볍게 얹고 나머지 한 손은 손가락을 가지런히 모아 갈비뼈 측면을 잡는다.

2 숨을 마시며 천천히 흉곽을 확장한다. 가슴부터 옆구리, 갈비뼈 등 흉곽 전체가 확장된다. 어느 한 부분만 확장되는 것이 아니고 마치 풍선에 공기가 채워질 때처럼 모든 부분이 고르게, 찌그러지지 않게 확장된다. 이때 아랫배에 얹은 손은 그대로 있고, 갈비뼈를 잡은 손의 손가락들이 천천히 벌어지며 옆과 위로 밀려 올라가는지 느껴본다. 들숨에 아래쪽 갈비뼈가 위쪽으로 들리며 벌어지기 때문에 손이 위로 약간 올라가는 것이다. 또한 갈비뼈가 앞뒤로 힘차게 벌어지기 때문에 등 쪽에 있는 엄지손가락과 나머지 네 손가락이 앞뒤로 멀어진다.

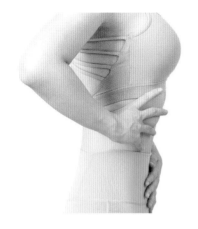 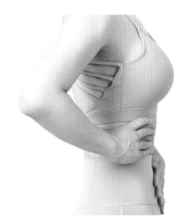

1   들숨이 끝난 후 흉곽의 아래쪽부터 쥐어짜내듯이 천천히 숨을 내쉬면 확장되었던 몸 전체의 공간들이 서서히 줄어든다. 이때는 갈비뼈를 잡은 손이 다시 서서히 아래로 내려가며 벌어진 손가락 사이가 좁아진다. 날숨 끝에는 손가락들이 다시 모아지게 된다.

2   풍선에서 서서히 바람이 빠질 때처럼 어느 한 부위만 줄어드는 것이 아닌 모든 공간이 균형 맞춰 줄어든다. 날숨의 끝으로 갈수록 아주 자연스럽게 웃디야나 반다를 좀 더 깊게 행한다. 웃디야나 반다를 좀 더 깊게 하게 되면 열렸던 갈비뼈를 서서히 닫는 것이 좀 더 수월하게 느껴진다.

주의 사항 | 웃디야나 반다를 실행하여 아랫배를 수축하고 있는 상태이기 때문에 들숨에 아랫배는 나오지 않는다. 오히려 확장되는 몸통 부분 때문에 더 오목해 보일 것이다. 어깨는 비교적 고정되어 있어야 한다. 들숨 시에 어깨가 들썩이며 어깨와 목 사이가 짧아지는 경우가 있는데 그렇게 되면 어깨와 목 주변이 긴장하게 되며 이것은 웃디야나 반다와 물라 반다가 제대로 이루어지지 않았을 때에 나타나는 현상이다. 또는 바닥과 연결된 토대(앉았을 때는 엉덩이, 서 있을 때는 발)가 제대로 바닥을 눌러주지 못할 때 나오는 잘못된 결과이기도 하다.

TIP | 몸에서 에너지가 빠져나가지 않도록 위에서는 성문을 잠그고 아랫배를 웃디야나 반다로 잠근 후 호흡을 깊게 반복하면 몸통이 점점 따뜻하게 데워진다. 몸 전체의 온도가 서서히 올라가면 아사나를 진행할 때 굳었던 몸이 점점 부드러워져 관절이나 근육의 부상을 예방할 수 있게 된다.

아사나 수련 시 웃자이 호흡의 변화

/

호흡의 길이와 소리는 가능하면 일정한 것이 좋지만, 한 시간 내지는 그 이상 수련을 하다 보면 들쑥날쑥해지기도 한다. 강한 근력을 요구하지 않는 앉은 전굴 자세의 경우 웃자이 호흡의 소리도 부드럽고 길게 들린다. 반면 다음 사진의 두루미 자세와 같이 양손과 팔의 힘만으로 몸을 공중에 들어 올려 유지해야 할 때는 호흡 소리가 거칠게 날 수 있는데, 이것은 자연스러운 현상이다. 몸을 양팔로 들어 올리기 위해서는 평소보다 강한 반다의 힘이 필요하고, 몸은 모두 연결되어 있기 때문에 성문도 좀 더 많이 조여지게 된다. 그래서 호흡도 거칠어지게 되는 것이다.

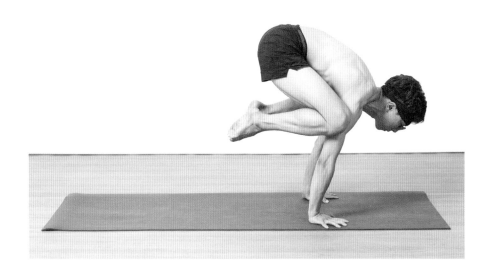

아사나에 따라 호흡의 소리가 조금씩 변화하는 것은 자연스러우나, 일정하게 유지하던 호흡과 호흡 사이의 리듬이 깨지지 않도록 유의한다. 호흡이 너무 거칠어지면 성문을 조금 느슨하게 열어 호흡이 부드러워지도록 시도해보고, 또 숨이 빨라진다면 숨을 조금 느리게 쉬는 방향으로 조절한다. 웃자이 호흡의 소리를 듣는 것만으로도 얼마나 능숙하게 반다와 근육들을 잘 조절하고 있는지 알 수 있다. 보통 초보자들의 웃자이 호흡 소리는 아주 거칠거나 중간중간 끊기는 소리가 난다. 또 코 고는 듯한 소리가 나기도 하고, 강해졌다 약해졌다 하는 일정하지 못한 소리가 나는데, 이는 아주 당연한 일이다.

몸속의 작고 섬세한 근육들을 다루는 것은 어느 정도 요가를 해온 수련자에게도 쉽지 않다. 눈에 보이지 않는 신체 깊은 곳에 위치한 근육을 수련자의 의지대로 작동시키는 일은 꽤나 까다로운 일이다. 이것은 오랫동안 꾸준한 수련으로 감각이 섬세하고 예민하게 발달된 이후에야 조금씩 가능해진다.

모든 사람의 폐활량은 다르므로 그것을 일단 인정하고 받아들여야 한다. 무조건 길다고 좋은 호흡이 아니다. 보통 들숨을 3초로 하고 날숨을 3초 정도로 하는데, 이것은 평균 기준점을 제시한 것이다. 폐활량이 좋은 수련자라면 그 이상 길게 해도 좋다. 그러나 한 번의 들숨 혹은 날숨이 4초 이상으로 너무 길어지면, 몸을 늘어지게 하거나 지치게 할 수 있으니 주의한다. 또한 억지로 들숨을 늘리면 혈압을 높이거나 기운을 역상하게 할 수 있고, 강제로 성문을 수축하여 소리를 크게 내면 성대에 무리를 줘 쉰 목소리가 나거나 목이 아플 수 있으니 주의한다.

반면 폐활량이 부족한 사람은 처음엔 3초도 아주 길게 느껴질 수 있다. 일단 자신의 상태에 맞게 연습하는 것이 중요하다. 만일 폐활량이 너무 적어 들숨 시간이 2초도 채 되지 않는다면 아사나 수련 속도가 지나치게 빨라진다. 아사나 수련 속도가 너무 빨라지면 근육이 긴장하고 부상의 위험도 높아진다. 연습을 통해 최소 2초 이상은 숨을 마시고, 날숨도 들숨의 길이와 비슷하게 하는 것이 좋다.

4
아사나

아사나(asana)는 현대 요가에서 주로 운동 효과를 얻기 위해 하는 여러 가지 자세를 말한다. 현대 요가를 수련하는 대부분의 센터에서는 아사나 수련이 핵심이다. 약 한 시간 동안 아사나들을 만들고 유지하는 과정에서 근육 단련과 스트레칭이 되며 틀어진 자세를 교정하는 효과가 있어 꾸준히 수련하면 건강에 이롭다.

아사나라는 단어는 산스크리트로 '앉음'을 의미하며 인도의 고전 요가에서는 본디 명상을 위한 '좌법(坐法)'을 아사나라고 한다. 고전 요가의 대표적 가르침을 담은 《요가수트라》에서는 아사나에 대해 '스티라 수캄 아사남(sthira sukham asanam)'이라고 한다. 아사나란 견고하고, 안정되고, 편안한 것이라는 의미이다. 즉 명상을 하기 위한, 오래 안정적으로 편안히 앉아 있을 수 있는 자세를 말한다.

인도 중세 시기에 나타난 전통 하타 요가에서 아사나는 영적 에너지 계발을 위한 호흡, 반다, 무드라 등의 다른 수련법과 병행하는 자세(pose)로, 고전 요가에서 명상을 위해 권했던 좌법과는 약간 다른 의미로 변화했다. 전통 하타 요가에서는 육체를 정신과 영혼을 담고 있는 그릇으로 보고, 육체에 문제가 생기면 정신과 영혼에도 영향을 줄 것이기에 몸을 잘 관리해야 한다는 사상을 갖고 있었다. 따라서 육체의 건강과 에너지 균형을 이루는 것을 매우 중요하게 여겼다. 아사나는 '신의 사원'인 신체를 건강하고 조화로운 상태로 만드는 데 도움이 되는 수련법으로 고전 요가의 아사나에 비해 역동적으로 변화했다. 이러한 사상이 확장되면서 전통 하타 요가는 후대로 갈수록 아사나의 수가 늘어나고, 아사나를 통해 특별한 에너지를 일깨운다는 새로운 해석이 나타나는 등 아사나 자체에 의미를 크게 부여하는 경향이 있다.

아사나가 신체 건강법으로 조금씩 발전하기 시작한 전통 하타 요가와 현대 요가의 정확한 연결 고리는 알 수 없다. 하지만 전통 하타 요가의 일부 문헌에서 아사나는 신의 몸짓을 의미하며 인간이 할 수 있는 모든 자세를 포함한다고 한다. 서서 하는 자세, 앉아서 하는 자세, 엎드려서 하는 자세, 누워서 하는 자세, 기어 다니는 아기처럼 손발로 바닥을 지탱한 자세 등 인간이 평소 취하는 모든 상태에서 수련할 수 있는 것이 되었다. 이는 서거나 기구에 앉아서 하는 보통의 운동에서는 드문 형태의 자세들로, 요가가 다른 운동과 구별되는 큰 특징이다. 좀 더 섬세하게 분류하는 방법도 있으나 여기에서는 자주 취하는 자세들을 기준으로 나누었다. 각 위치의 자세들은 수련했을 때에 다음과 같은 신체적 건강 효과를 가져온다.

- **서서 하는 자세**: 서서 하는 자세는 대체로 하체의 근력과 지구력을 키우는 데 좋고, 한 발로 서는 자세들은 균형 감각을 발달시킨다. 하체, 특히 발을 제대로 바닥에 딛지 못하면 걸음걸이에도 문제가 생겨 척추나 관절의 변형이 오고 이는 일상을 불편하게 한다. 발을 올바르게 사용하는 법을 배우는 것은 아사나를 하는 데 가장 중요한 기본 단계이다.

- **앉아서 하는 자세**: 앉아서 하는 자세들은 스트레칭을 위한 것들이 많다. 앉아 있는 자세 특성상 몸을 앞으로 굽히기 용이하기 때문에 등과 다리 뒤쪽을 스트레칭하기 좋으며, 어깨와 골반을 열거나 조이는 자세도 다양하게 할 수 있다. 앉은 자세에서는 고관절의 움직임을 주로 배우게 되는데 이는 골반의 균형을 잡아주고 통증을 감소시키는 효과가 있다.
- **엎드려서 하는 자세**: 엎드려서 하는 자세들은 앉거나 서서 하는 자세에 비해 등과 척추 건강에 이로운 자세들을 훨씬 다양하게 할 수 있다. 엎드려 있는 특성상 상체나 하체를 뒤로 들어 올리는 후굴 자세들이 대부분이기 때문에 등과 허리, 엉덩이와 허벅지 근육을 강화시키며 앞으로 굽는 어깨와 척추를 교정하는 효과가 있다.
- **누워서 하는 자세**: 누워서 하는 자세는 복부를 단련시키는 자세와 몸을 거꾸로 세워 목과 윗등을 스트레칭하는 자세들이 많다. 중력에 대항하는 위치이므로, 중력으로 인한 문제에 효과적이다.
- **손발로 바닥을 지탱한 자세**: 손발로 바닥을 지탱한 자세는 척추와 몸을 앞뒤로 가장 크게 움직일 수 있다는 장점이 있다. 사람은 주로 하체가 체중을 지탱하기에 팔과 어깨는 체중을 지탱하는 힘이 약하다. 요가에서 손과 발로 바닥을 짚고 체중을 떠받치는 아사나 수련을 통해 어깨와 등, 팔과 손목의 근육을 강화할 수 있다.

각각의 아사나들은 그 형태에 따라 서로 다른 효과를 갖는다. 예를 들어 나비 자세는 골반을 열어 다리 안쪽 근육의 경직을 해소하며 골반 상태에 직접적인 영향을 받는 비뇨기계 및 생식기계의 건강에 긍정적인 효과를 주고, 고양이 자세는 굽은 어깨를 뒤로 젖히게 하여 가슴과 팔의 앞쪽 근육을 스트레칭함으로써 목과 어깨 건강, 자세 교정에 도움이 된다. 그러나 아무리 몸에 좋아도 단일 음식만 먹어서는 건강에 효과적이지 않은 것과 마찬가지로, 요가의 아사나 역시 단일 자세만 많이 수련한다고 해서 몸에 이로운 것은 아니다. 아사나 수련은 잘 짜여진 프로그램으로 신체를 고루 자극시키고 발달시켜야 건강에 훨씬 효과적이다.

요가의 아사나 수련은 신체적 건강 효과뿐 아니라 정신적인 계발 효과가 있다. 물론 아사나 자체는 운동으로 봐도 틀린 것은 아니다. 그러나 요가에서 아사나 수련이 갖는 의미는 기계적으로 하는 운동과는 차이가 있다.

충실한 아사나 수련은 근육 감각을 발달시키고 인체의 생리 작용을 균형 잡고 활성화시키지만, 그에 그치지 않고 인체 내부의 에너지 흐름을 감지할 수 있을 정도로 수련자의 감각을 민감하게 발달시킨다. 그리고 심리적 변화를 촉진하는 효과가 있다. 실제로 꾸준히 아사나 위주의 요가 수련을 해왔던 이들이 감정의 폭발이라던가 심리적 전환을 겪은 사건을 이야기하는 것을 볼 수 있다. 몸을 단련하고 관찰하는 과정에서 자신에게 일어나는 반응과 감각을 알아차리고 받아들이는 연습을 통해 결국 내면으로 들어갈 수 있다. 몸의 감각을 관찰하고, 몸의 불편함과 힘듦을 참고 버티는 것이 아니라 수용하는 것, 자기 내면에 집중하는 것은 마음의 요가이다. 아사나 수련을 통해 몸이 단단하면서도 유연해지는 것과 마찬가지로, 마음의 요가 역시 수련자의 내면을 단단하면서도 유연하게 바꾼다. 이러한 순차적인 몸과 마음의 변화를 이끌어내는 점이야말로, 수련자의 육체와 정신 모두 긍정적인 방향으로 변화하는 요가의 연금술이다.

5
마음과 명상

명상은 무엇이며, 어떻게 하는 것일까?

/

명상에 대한 개념은 아마 개인마다 조금씩 차이가 있을 것이다. 서양 철학자처럼 깊이 숙고하거나 사색하는 것을 명상이라는 사람도 있고, 집중을 명상이라고 생각하거나, 마음을 고요하게 가라앉히는 것이나 불교의 좌선이나 요가를 떠올리는 사람도 있을 것이다. 명상이란 어느 특정 국가의 특정 종파나 유파에서 만든 것이 아니라 세계 각국의 사상에 따라 발달해온 정신 수련이기에, 명상에 대한 가지각색의 다른 개념이 있는 것은 당연한 일이다. 하지만 명상이 내적으로 집중하는 정신 활동이라는 점에서는 이들 모두 공통점이 있다.

인도에서도 과거부터 소리나 이미지, 호흡, 초월적인 개념 등을 대상으로 한 여러 가지 명상법이 발달해왔다. 이러한 명상법은 모두 한 가지 대상을 정해 그것에 오롯이 집중하는 것이다. 인도에서는 여러 힌두 신들의 신상, 만트라, 미간을 집중 포인트로 하는 명상법을 자주 접할 수 있다. 그런가 하면 좀 더 마음의 힘을 키우기 위해 원하는 상태를 설정하고 집중하는 명상법도 있다. 마음의 힘을 키우는 명상법은 전통적으로는 불교의 자비 명상이 잘 알려져 있는데, 이는 포용력과 공감 능력을 키우는 데에 효과적이다.

좀 더 현대적이고 흥미로운 명상 테크닉은 2000년대 중반 베스트셀러였던 《시크릿》이라는 책에서 소개한 바 있다. 여기서 소개된 명상 테크닉은 자신이 미래에 원하는 모습을 떠올리고, 그것이 진짜로 실현된 것처럼 정신을 일치시키는 것이다. 즉 자기가 이루고 싶은 모습을 명상의 포인트로 삼아 정신을 집중한다. 한치의 의심 없이 대상과 정신이 완전하게 일치한 상태를 요가에서는 사마디(samadhi, 삼매)라고 표현한다. 자신의 꿈에 집중해 사마디에 들었다면 자신이 그리는 모습이 곧 현재의 자기 모습이라고 여기게 되고, 《시크릿》에서는 그 일이 현실화된다는 것이다.

이러한 몰입 방식과는 다른 명상법이 있는데 그것은 바로 현대에 들어 잘 알려진 '마음챙김(mindfulness)'이다. 마음챙김에서는 특정 대상을 정하고 몰입하는 것이 아니라 순간순간 일어나는 감각과 마음을 관찰한다.[1] 마음챙김은 본디 불교의 전통적 수행법인 위빠사나의 핵심을 미국의 과학자이며 명상가인 존 카밧진이 독자적으로 개발한 명상 프로그램의 이름으로 미국에서 선풍적인 인기를 끌었다. 현대 심리학과

---

1   마음챙김 명상에서 가장 먼저 접하는 수련 중 하나는 먹기 명상이다. 예를 들어 블루베리 한 알을 놓고 그것을 눈으로 보고, 손으로 만지고 코로 냄새를 맡은 후 입안에 넣고 아주 천천히 씹으며 음미하는 식이다. 블루베리 세 알 정도를 먹는 데 10분 가까이 걸릴 수 있다. 여기서 중요한 것은 먹는 것이 아니라, 블루베리를 대상으로 두고 보고 만지며 냄새를 맡고 먹을 때 변화하는 감각과 일어나는 감정을 세심하게 관찰하는 것이다.

에서 이 마음챙김을 기본으로 하여 학생들을 양성하는 추세라는 것은 마음을 관찰하는 명상이 심리적 문제를 알아내고 해결하는 데 있어 유용하다는 것을 시사한다.

위빠사나-마음챙김의 명상법은 끊임없이 변화하는 감각, 감정, 생각 등을 그저 '있는 그대로' 관찰한다. 이에 어느 정도 익숙해지면 일상에서도 순간순간 내면을 바라보는 것이 가능하다. 자신의 내면을 향해 의식을 집중하면 자신이 몰랐던, 혹은 외면했던 자기 자신과 마주보게 된다. 현대 요가 역시 비슷한 점이 있다. 요가를 수련하게 되면 느릿하지만 꾸준히 몸을 움직이며 호흡한다. 몸을 움직이는 동안 호흡, 관절과 근육의 느낌 등은 계속 변화하고, 이 변화와 작용을 관찰하는 것이 요가 수련의 핵심이다. 요가를 수련하는 동안에는 대상과의 일치를 위한 명상보다는 변화를 관찰하는 마음챙김 혹은 위빠사나 방식이 더 적합하다.

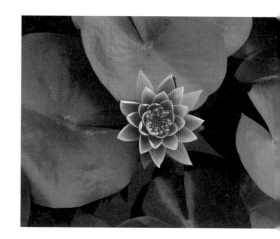

감정과 생각 다스리기

"내 마음을 나도 모르겠어."

이런 말을 들어봤을 것이다. 마음속에 모순되는 갈등이 있거나, 마음과 행동이 다르게 나오거나, 감정이 일치되지 않을 때 우리는 그것이 왜 그런지 모르기 때문에 이런 말을 한다. 판단을 미루거나, 아니면 무엇인가를 하기로 결정했는데 과연 그것이 옳은가 주저하기도 한다. 마음은 눈에 보이지 않게 우리 일상에 많은 영향을 주지만 정작 우리는 마음에 주의를 기울이는 경우가 드물다.

이러한 우리의 일상에 막강한 영향을 미치는 마음의 작용에 대해 심도 있게 고찰했던 인도의 고전 요가에서는 깊은 명상을 통해 우리가 지각할 수 있는 마음의 활동은 물론, 무의식에 잠재되어 우리가 미처 인지하지 못한 채 남아 있는 흔적마저도 조절할 수 있다고 명시했다. 한편 중세 인도의 하타 요가에서는 마음을 다루는 것에 대해 자세한 언급은 하지 않지만, 하타 요가의 목적인 완전한 영적 각성을 이루어 늙고 병드는 인간의 육체마저도 초월했을 때에 '마음을 초월한다'라고 묘사한다. 앞서 설명한 위빠사나-마음챙김 수련이 탄생한 불교에서도 마음을 매우 중요하게 다룬다.

마음은 생각과 감정, 기분, 정서 등을 뭉뚱그려 표현한 것이라고 할 수 있다. 마음을 다스리는 데 있어 생각보다 더 본능에 가깝고 다루기 어려운 부분은 아마도 감정일 것이다. 바다에는 파도가 일렁이는 것과 같이 감정은 늘 우리의 마음속에서 생겨나고 잠잠해지기를 반복하는데, 때로 지나치면 폭풍우처럼 몰아쳐 에너지를 고갈시키거나 건강을 해친다. 그래서 한의학에서는 오욕칠정(사람이 가진 다섯 가지 욕망과 일곱 가지 감정)이 지나칠 시 몸을 상하게 한다고 여겨 병에 걸리지 않고 건강 관리를 잘하기 위해서는 마음을 담백하게 가지라고 조언한다. 울화병은 감정적 문제가 신체에 어떠한 영향을 주는지 알려주는 대표적인 마음의 질병이다. 꼭 병증까지는 아니더라도 우리는 슬플 때 가슴이 먹먹하고, 분노했을 때 머리로 열이 치솟아 오르거나 기쁘거나 두려울 때 심장의 두근거림을 감지함으로써 감정이 단지 무형의 작용에 그치지 않고 몸에 직접적인 영향을 주는 것을 알 수 있다.

어떤 상황에서 감정이 강하게 일어나면 합리적인 판단을 하고 행동하기 어렵다. 같은 상황에서 개인마다 전혀 다른 판단과 행동을 하는 이면에는 습관, 윤리적 기준이나 이상, 경험, 감정 등이 복합적으로 얽혀 있다.

예를 들어 남의 부탁을 잘 들어주고 거절을 잘 못하는 사람의 행동 이면에는 다음과 같은 것들이 있다. 타인의 부탁을 잘 들어줌으로써 고맙다는 인사를 듣거나 능력이 있어서 잘 해결한다는 칭찬을 받은 긍정적인 경험의 축적이 있고, 그런 평가를 즐겁게 여기는 마음이 있을 수 있다. 한편으로는 거절을 하면 상대가 실망할 것이라 생각하고, 상대를 실망시키는 것에 대한 두려움이 있을 수 있으며, 그 두려움 아래에는 버림받고 싶지 않거나 불이익을 당하고 싶지 않다는 불안감이 무의식에 자리하고 있을 수 있다.

한 대상에 대한 판이하게 다른 태도도 여러 단계의 심리적 변화를 거쳐 나타난다. 사회적으로 유명한 인물에 대해서, 혹은 경쟁 구도에 있다고 여기는 인물에 대해 우리는 부러움이나 존경을 느낄 수도 있고 질투 혹은 적개심을 느낄 수도 있다. 그 인물이 쌓아온 행적에 대한 긍정적인 수용의 결과가 존경과 부러움이고 부정적 수용의 결과가 질투와 적개심이다. 이런 정반대의 반응은 대상에 대해 스스로 선택한 감정의 결과다. 물론 스스로 선택했지만 무의식중에 이루어져서 자각하지 못하는 경우도 많다.

존경은 사회에 순작용을 일으키고 적당한 질투는 자신을 발전시키는 원동력이 되기도 하지만, 과한 질투나 적개심은 상대방에게도 본인에게도 이로울 것이 없다. 사회적 인사나 경쟁 구도에 있다고 생각하는 상대, 그 외 부러움이나 질투를 유발하는 어떤 대상이 있다면, 그의 좋은 면에 대해선 순수하게 감탄하고 존중하되 그와 상관없이 자신은 자신의 장점을 계발하고자 노력하는 것이 본인에게 가장 평화롭고 행복한 방법이다. 지금 싫은 사람이 내 앞에서 사라지더라도, 다른 이유로 마음에 들지 않는 사람은 항상 나타날 것이기 때문이다.

물론 감정 혹은 부정적인 생각들을 억지로 눌러야 한다는 말은 아니다. 생각과 감정을 억눌러 표현하지 않는 것은 명상을 통해 마음을 다스리는 것과는 거리가 멀다. 명상을 통한 마음의 다스림은 감정이나 생각, 느낌 등이 올라올 때에 한 발 떨어져서 가만히 관조하는 것이다. 마음의 작용이 일어날 때마다 고요히 바라보면 그 감정이나 생각의 반발력은 약화되고 축소된다. 그렇기에 그 다음 취해야 할 판단과 행동을 어떻게 할 것인지에 대해 또렷하게 의식하고 결정할 수 있다. 감정적이거나 습관적인 반응을 배제하고 내적인 관찰을 통해 도출한 결정과 행위는 자신과 주변에 긍정적으로 작용한다.

명상을 통한 마음의 관찰이 익숙해지면 생각의 덩어리인 자기의 '신념'을 자유롭게 관리할 수 있다.[1] 이 신념은 우리가 세상을 보고 해석하는 의식적이거나 무의식적인 생각의 덩어리들을 말한다. 쉽게 말하면 고정 관념 같은 것이다. 신념은 항상 그 신념과 연관된 다른 생각들을 끌고 다닌다. 그 생각의 덩어리 속에는 사고방식, 견해, 편견, 과거 경험의 기억 등이 얽혀 있으며 이것들은 우리의 판단과 행동에 결정적으로 작용한다.

'돈을 버는 것은 힘든 것이다'라는 신념을 예로 들어보자. 이것은 사실 대부분의 사람들에게 보편적인 신념일 것이다. 그리고 이러한 생각을 가진 대부분의 사람들은 그것을 그대로 경험하고 있을 것이다. '돈을 버는 것은 힘든 것이다'라는 신념 아래에는, 보통 '세상은 강하고 나에게 배타적이다'라거나, '나는 어렵고 많은 일을 해야 한다'라는 생각, '내가 하고 싶은 일로는 돈을 벌 수가 없다', '돈을 벌기 어려운 사회 구조

---

1 여기서 신념은 미국에서 아바타(avatar)라는 의식 계발 프로그램을 고안한 해리 팔머가 개인마다 갖고 있는 생각의 덩어리를 지칭하는 용어로, 우리는 각자 자기가 가진 신념을 통해 현실을 창조하고 해석하며 상호 작용한다고 한다.

를 뛰어넘을 힘이 내게는 없다'라는 무기력감 등이 깔려 있다. 그리고 그 생각들과 엇비슷한 경험들이 쌓이면서 '돈은 벌기 어렵다'라는 생각들을 더욱 합리적으로 보이게 만들고, 강화해왔을 것이다. 아주 어린 시절 돈과 관련해 부정적 경험을 한 것이 발단이 되기도 한다. 돈과 관련해 부정적인 생각들이 무의식을 점령하고 있으면, 돈을 벌기 위해 세상은 항상 싸워야 하며 대하기 어려운 대상들로 가득하다고 느껴지거나 혹은 스스로 능력이 부족하여 돈이 없다고 생각돼 무기력감을 느끼는 상황에 처하게 된다.

또한 많은 이들이 가진 돈에 대한 선입견 중 '돈은 나쁜 것'이라는 무의식적인 고정 관념도 의외로 뿌리깊다. 돈은 살아가기 위해 적당히 필요한 것이라는 데에는 모두 공감하지만, 많은 사람들은 금전적인 문제를 대화로 꺼내거나 요구하는 것에 대해 심적으로 불편함을 느낀다. 이 심적 불편함은 자신이 받아야할 정당한 대가를 요구하는 것조차 어렵게 여기고, 그 말을 입 밖에 내는 순간 자신이 수전노처럼 보일 것 같다는 두려움을 일으킨다. 그러다 보니 자기 것을 제대로 챙기지 못하고, 늘 누군가에게 내어주거나 때로 빼앗기기도 한다. 우리는 사회에서 부를 차지한 사람들이 부를 얻기 위해 좋지 않은 수단과 방법을 동원하는 것을 목격해왔고, 자신도 모르게 그러한 행위와 돈을 동일시하는 경향이 생긴다. 그렇게 해서 생긴 '돈은 나쁜 것'이라는 개념이 무의식에 깊이 자리잡고 있으면 모든 생각과 행동이 그에 맞춰지게 된다. 돈을 원하면서도 무의식 속에 돈을 밀어내는 내적 갈등이 있고, 행동 역시 그렇게 나온다는 뜻이다. 사실 돈 자체는 나쁜 것도 좋은 것도 아니지만, 우리 무의식 속 있는 생각과 편견, 선입견을 돈에 씌워놓고 그러한 시각으로 돈을 보곤 한다. 돈을 예로 들었지만, 돈뿐만 아니라 세상 모든 상황과 대상을 우리가 이러한 식으로 보고 판단한다는 것을 염두에 둬야 한다.

앞서 언급한 의식 계발 책이나 프로그램들에서는, 무의식적으로 자신이 선택하고 강화해온 신념들이 우리를 지배하고 조정하기 때문에 우리가 그것에 속박되어 자신이 원하는 꿈을 이루는 데 방해물이 된다고 한다. 그들은 방해가 되는 신념들의 실체를 낱낱이 직시하고, 정말 본인이 얻고자 하는 꿈을 이룬 상태에 집중하라고 조언한다. 자신의 꿈을 이룬 상태가 현재에 실현된 것처럼 느껴질 정도로 몰입이 되면 원하는 것이 이루어진다는 것이 이들의 공통된 주장이다. 그리고 그 몰입은 깊은 명상 상태에서 일어난다.

본래 요가 및 명상을 중시하는 종파나 유파들은 세속적인 욕망과는 거리를 두지만, 앞서 말한 신념과 같은 생각 덩어리를 다루는 것은 매우 중요하게 여긴다. 신념은 하나의 편견과 같고, 명상이 깊을수록 이러한 세상에 대한 고정관념이 줄어들고 사고가 유연해진다. 편견이 강하거나 고정관념이 많다는 것은 내적 관찰이 이루어지지 않은 결과이며, 편견이 강한 사람일수록 모든 문제는 외부에 존재한다고 믿기 쉽다. 외부에 존재하는 문제들은 내가 다룰 수 없는 것이기에 거대하고, 두려우며, 고통을 안겨준다고 느끼게 한다. 그러나 외부의 수많은 문제들 중 상당수는 내가 그것에 대해 편견을 갖고 있을 때 발생한다. 그러니 외부에 대한 편견을 거둬들이고 관심을 내적 기준으로 향하게 한다면, 점점 더 일이 순조롭게 풀리고 편안함을 누릴 수 있을 것이다.

마음 깊은 곳의 문제들

/

깊은 명상은 저마다 가지고 있는 마음 깊은 곳의 자기 방어적인 신념 덩어리를 알아차리고 관찰함으로써 이를 해제하는 효과가 있다. 이 자기 방어적 신념 덩어리를 심리학에서는 심리적 방어 기제라 한다. 방어 기제란 개인이 부정적인 사건이나 감정을 겪을 때 자아를 보호하고자 부정, 억압, 투사, 합리화 등으로 다양하게 일어나는 심리적 메커니즘을 말한다. 개인의 인격과 행동에 크게 작용하지만 정작 본인은 인식하지 못하는 경우가 많다. 방어 기제는 보통 무의식의 영역에 있다가 과거에 방어 기제를 유발한 사건과 유사한 상황에 처할 때, 과거에 겪었던 감정과 함께 다시 작동하곤 한다. 방어 기제가 작동하기 시작하면 합리적이지 않은 판단과 행동이 뒤따를 확률이 높다. 그 상황을 객관적으로 파악하기 어렵기 때문이다.

방어 기제는 감정을 따라 내면으로 깊숙이 들어가보면 자연스럽게 발견할 수 있고, 일단 발견하면 성숙한 방향으로 재조정할 수 있다. 명상을 통해 표면적인 마음뿐 아니라 무의식까지 컨트롤하는 것이 가능한 이유이다. 물론 하루아침에 이뤄지는 것은 아니다. 방어 기제처럼 무의식에서 작용하는 것들을 다루는 데까지는 꽤 오랜 시간이 필요하다. 능숙하게 명상을 이끌어줄 수 있는 스승이나 심리 전문가의 안내를 받는 것으로 좀 더 빨리 해결할 수 있지만, 중요한 것은 그러한 스승이나 심리 전문가를 만나더라도 자기 자신이 내면을 들여다보고 받아들일 수 있을 때 변화가 가능하다는 사실이다.

무의식을 직시하며 컨트롤하는 것은 건강한 자아를 확립한 이후에 해야 한다. 명상은 무의식에 있는 것들을 강하고 빠르게 표면의식으로 떠올리고 증폭시킬 수 있다. 따라서 큰 트라우마가 있거나, 불안증이 매우 높거나 우울증 등으로 심리 상태가 안정적이지 않은 사람이 명상부터 시작하면 원래 가지고 있던 심리적 문제들이 걷잡을 수 없이 커질 위험이 있다. 이러한 경우 먼저 심리 상담이나 정신건강의학 전문가의 도움을 받으며 요가 아사나 수련 위주로 몸과 마음을 먼저 건강하게 만들어야 한다.

요가 아사나를 수련할 때 수련자는 끊임없이 신체 감각과 호흡을 관찰한다. 그렇게 쌓은 관찰력으로 자기 마음을 바라본다면 감정과 생각이란 그저 일어나고 사라지는 파도인 것으로 인식하며 상황을 바로 보고 판단하는 능력이 생긴다. 문제가 외부에 있지 않음을 알고서 마음속에서 필요한 것을 취하고 버릴 것을 버려 상황을 판단하고 행동하며, 얽매임이 줄어들게 되면 한층 더 성숙하고 단단해진다. 명상을 통해 마음을 갈무리하고 깨어 있음으로써 우리는 훨씬 더 긍정적이고 평온하며, 물질 여하에 상관없이 스스로 떳떳하게 행복할 수 있다.

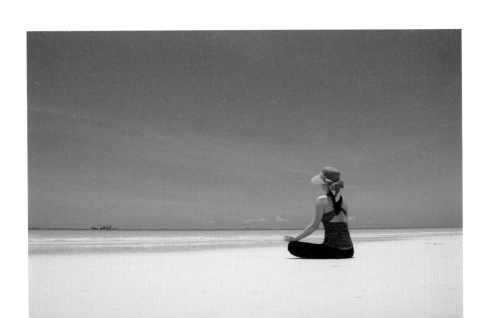

관찰 명상

/

요가에서 늘 사용하는 방법, 즉 자기 안에서 일어나는 현상을 끊임없이 관찰하는 방법을 소개한다. 요가 아사나는 수련을 하며 신체 감각을 관찰하는 데 주력했다면, 고요히 앉아서 하는 관찰 명상은 몸 내부의 감각 및 호흡을 관찰하다가 떠오르는 생각이나 감정이 있으면 그것을 그대로 바라보면 된다.

● **명상 전 준비 사항**

· **장소**: 조용하고 쾌적한 장소를 정한다. 수면하는 공간이라는 인식이 있는 침실보다는 서재 같은 공간이 좀 더 명상하기에 알맞다.

· **복장**: 신체를 조이지 않는 쾌적하고 편안한 옷이 좋다. 명상가들은 명상할 때 입는 옷과 숄 등을 따로 두기도 한다. 명상할 때 쌓이는 에너지가 축적된다고 여기기 때문이다.

· **시간**: 전통적으로 고요하고 정신이 명료한 새벽 시간을 명상하기에 좋다고 여기지만, 하루 중 편안하게 집중할 수 있는 시간대라면 언제든 좋다. 처음부터 길게 하려고 하지 말고, 10~15분 정도로 시작해서 점차 늘려간다.

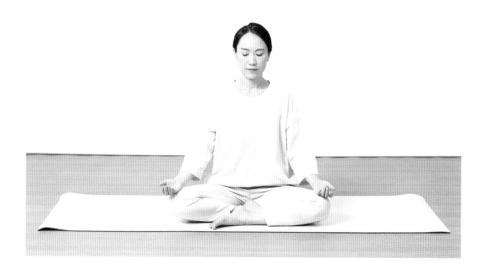

1 무릎을 구부리고 발목을 앞뒤로 교차하여 편안하게 바닥에 앉는다. 엉덩이 아래에 담요를 접거나 방석을 받쳐서 골반을 무릎보다 약간 높여주면 좀 더 편하다. 실제로 명상 수련 센터에 가면 두툼한 방석이 준비된 곳이 많고, 방석을 반으로 접어 엉덩이를 높여 앉고 명상을 시작하는 수련자를 흔히 볼수 있다. 만일 바닥에 앉기 어렵다면 의자에 앉아서 해도 된다. 단 의자 등받이에 기대지 않고 척추를 바르게 펴고, 양발은 바닥에 닿아 있어야 안정적으로 명상을 할 수 있다.

2 양손을 가볍게 무릎 혹은 허벅지 위에 얹는다.

3 척추를 바르게 펴되 척추 근육에 긴장이 생기지 않게 가볍게 힘을 뺀다. 어깨의 긴장도 이완한다. 긴장이 생기면 쓸데없는 곳으로 에너지가 새나간다.

4 턱을 목 쪽으로 살짝 당기고 입술을 다물되 어금니를 꽉 물지 않는다. 턱이 치켜 올라가면 뒷목이 눌려 불편해지고 기운이 아래로 잘 내려가지 않아 생각이 많아진다.

5 눈을 지그시 감고, 주의를 코끝에 둔다. 코끝에서 들어오고 나가는 숨을 관찰한다. 코끝에 주의를 두라고는 하지만 사람에 따라 집중이 잘되는 지점이 다를 수 있다. 어떤 이는 인중, 어떤 이는 콧구멍 안쪽에 집중하기가 수월하다고 하니 집중이 잘되는 지점에 주의를 두면 된다.

6 숨이 들어오는 순간과 나가는 순간을 알아차린다. 만일 다른 생각이 일어나 숨이 들어오고 나가는 순간을 놓쳤다면, 다른 생각을 했음을 자각하고 다시 숨을 관찰한다.

7 코끝 자각이 잘된다면 주의를 아랫배로 가져가 아랫배 안쪽 공간에 주의를 둔다. 횡격막 호흡(복식호흡)을 하고 있다면 숨이 들어올 때 배가 부풀며 바깥으로 밀려나가는 압력이 느껴질 것이다. 숨을 내쉴 때 배의 압력이 약해지며 배가 안으로 들어가는 감각을 알아차린다.

만일 긴장하여 횡격막 호흡이 잘 되지 않는다면 들숨에 가슴과 등, 갈비뼈가 당겨지는 감각이 느껴지고, 날숨에 팽팽한 내부의 압력이 풀어지며 숨이 주로 가슴에서만 짧게 머무는 느낌이 들 것이다. 이때는 아랫배에 주의를 모으기 어렵다. 가급적 배의 긴장을 풀어 횡격막 호흡이 이뤄지게 함이 좋다.

사람에 따라서는 아랫배에 집중하기가 매우 어려운 경우도 있다. 몸속의 공간이란 개념이 어려워서 그렇다. 그렇다면 계속 코끝에 주의를 두고 관찰한다.

주의 사항 | 요가를 수련한 사람의 경우 습관적으로 척추를 꼿꼿이 세우고 가슴을 내밀어 앉는 경우가 종종 있다. 명상할 때 자세가 지나치게 꼿꼿하면 쉽게 피로해지고 가슴을 내밀면 기운이 떠서 내적인 집중이 편안히 이뤄지지 않는다. 등이나 어깨가 굽지 않는 선에서 척추가 완만하게 펴져 있을 정도로만 척추를 세운다.

TIP | 호흡을 관찰하다 보면 주의가 종종 다른 곳으로 갈 것이다. 예를 들어 수련실에 누군가 늦게 들어왔다면 그 움직이는 소리에 바로 주의를 빼앗길 수 있다. 다리가 저리거나, 괜히 피부가 간지러울 수도 있다. 다리가 아프면 다리를 바꿔준다. 저려서 너무 불편하다면 잠시 펴고 있어도 괜찮다. 지금 열거한 신체적인 반응들은 명상을 접한 이들이라면 모두가 겪었을 현상이므로 나만 집중력이 떨어지는 건가 하는 염려는 하지 않아도 된다. 주의가 흐트러졌다면, 그저 집중하던 곳에 재차 주의 집중을 하면 된다.

• **명상을 하다 일어나는 감정과 생각 덩어리들**: 때로 생각이 들어왔거나, 감정이 일어나기도 한다. 생각에 빠져들지 않고 이런 것들이 일어났음을 알아차린 것만 해도 성공이다. 계속해서 주의를 두고 지켜보되, 함께 휩쓸려가지 않도록 한다. 생각이나 감정은 주의를 두고 관찰했을 때 쉬이 사라지는 종류가 있고, 사라졌나 싶으면 재차 끈질기게 일어나는 것들도 있다. 끈질기게 일어나는 것들은 그냥 계속 주시한다. 풀리지 않은 과거의 감정과 기억이 무의식에 묻혀 있다가 떠오른 것들로, 이것들은 과거의 나에게 영향을 미쳤으며 현재에도 계속 영향을 주고 있는 것들일 수 있다. 억눌러진 감정들일수록 강하게 올라오며, 지켜보는 것이 힘겨울 수 있다. 하지만 해소가 되면 자연히 사라지므로 억지로 밀어내지 말고 그냥 있는 그대로 영화를 보듯이 보자. 단 그것에 감정을 이입하지 않고 객관적으로 보도록 한다.

주의 사항 | 만일 감정이 걷잡을 수 없이 치솟아 오르고 감당하기에 너무 버겁다면 바로 중단한다. 이럴 때는 조력자의 도움을 받는 것이 안전하다.

일러두기

▶ 책과 동영상

· 간혹 동영상과 책에서 나오는 사진의 방향이 다를 수 있다. 요가는 좌우 대칭적인 자세가 많지만 책에는 한쪽 방향만을 실었다. 이때 직관적으로 자세 전체를 이해하기 쉬운 방향을 수록하려고 하다 보니 동영상과는 방향이 달라지는 현상이 있다.

· 이 책에서 소개하는 하타 요가는 대부분의 대칭 자세를 오른쪽 먼저 실행하지만 몇몇 자세에서는 왼쪽을 먼저 실행하였다. 왼쪽을 먼저 실행한 자세는 사진으로 잘 보이지 않거나 정확히 어떻게 하는지 이해가 어려운 경우이다. 책에서 제시하는 순서대로 실행해도 아무 문제가 없지만 불편하다면 오른쪽으로 바꿔 실행해도 무방하다. 보통 요가 시퀀스는 오른쪽을 먼저 실행하고 왼쪽을 실행하는 경우가 많은데, 가장 큰 이유는 일관적인 순서를 지키기 위해서이다. 심장에 부담을 주지 않기 위해 오른쪽을 먼저 한다는 설도 있지만 요가는 왼쪽을 먼저 한다고 해서 딱히 심장에 무리를 주지는 않는다. 요가 아사나 수련 중에 먼저 하는 방향이 중요시되는 것에는 태양 경배 체조나 달 경배 체조가 있는데 태양 경배 체조의 경우 오른쪽, 달 경배 체조는 왼쪽부터 시작한다. 인도에서 태양은 양이며 인체의 오른쪽, 달은 음으로 인체의 왼쪽과 관련된다고 여기기 때문이다.

▶ 요가 수련 시 주의점

· **식후 및 너무 배가 고플 때에는 하지 말 것**: 소화가 덜 되어 있을 때 수련을 하면 소화에 쓸 혈액이 팔다리의 근육으로 가기 때문에 소화가 안 되어 더부룩해지기 쉽다. 또 요가의 아사나는 비틀고 굽히며 몸을 쥐어짜기 때문에 음식이 남아 있으면 몸이 무거우며 메스꺼울 수 있다. 자세의 난이도가 높을수록 반다를 잘 행해야 하는데 뱃속에 음식이 많으면 반다를 하기가 어렵다. 반면 식사를 한 지 오래되어 배가 고프고 열량이 부족할 때에는 신체를 움직이고 조절하는 에너지가 부족하여 부상의 위험이 생긴다. 적당한 공복 상태일 때 하는 것이 가장 좋다.

· **통증**: 근육이 힘을 내기 위해 수축할 때 생기는 약간의 둔통은 위험하지 않으며 오히려 전혀 힘든 느낌이 없다면 운동 효과가 없을 수 있다. 단 관절이나 근육 일부에서 느껴지는 날카로운 통증, 특정 부위의 저린 느낌은 부상 위험을 알려주는 신호일 수 있으므로 주의 깊게 살펴야 한다.

· **토대**: 아사나마다 바닥과 닿아 있는 신체에 무게 중심을 싣도록 설명했다. 모든 자세는 어떤 부위이든 반드시 바닥과 연결되어 있다. 자세마다 가장 하단에 위치한 부위로 바닥을 눌러 묵직하게 잡아주는 것은 마치 기둥 아래 주춧돌을 견고하게 두는 것과 같다. 주춧돌이 기우뚱거나 제대로 다져지지 않았다면 기둥이 기울게 되고 금세 무너질 것이다. 토대를 다지는 것은 자세를 안정화하며 신체 에너지를 효율적으로 사용하기 위한 중요 포인트이다.

· **어깨의 긴장**: 어깨에 힘이 들어가거나 올라가지 않도록 주의한다. 특히 몸을 앞으로 굽히는 자세를 할 때 습관적으로 어깨에 힘이 들어가 승모근의 뭉침이 발생하기 쉽다.

· **호흡과 근육 감각에 집중하기**: 자세를 유지하는 동안 겉에서 보기에는 멈추어 있는 듯 보이지만 우리 몸의 안에서는 상당히 많은 일들이 이루어지고 있다. 사람에 따라서는 격렬하게 당기고, 많이 불편하고, 답답한 기분이 치솟아 오르기도 한다. 그럴 때는 자세를 조금 편안하게 조절하여 깊게 숨을 내쉬면 조금 나아진다. 하타 요가 시퀀스의 경우 정확한 호흡의 횟수를 제시하지 않았다. '5회 내외'는 5회를 기준으로 조절하라는 뜻이고, '5회 이상'은 최소 5회는 호흡해야 한다는 뜻이다. 본인이 가능하다면 그 이상으로 호흡해도 좋다.

· **마무리 자세**: 시퀀스의 마무리 자세에서는 따로 호흡수를 제시하지 않았다. 마무리 자세 중 송장 자세를 할 때 본문에서 지시한 사항을 충분히 실천하려면 사람마다 필요한 시간이 다를 수 있다. 또 저녁 시간대에 요가 수련을 했다면 휴식 자세 그대로 수면에 들 수도 있다. 통상 요가원에서는 송장 자세를 5~10분 정도 한다. 이를 고려하여 각자 상황에 맞춰 탄력적으로 취하면 된다.

· **중도를 지킬 것**: 항상 중요한 것은 발전을 위해 노력하여 나태해지지 않되, 해내고야 말겠다는 의지가 지나쳐 부상을 입지 않도록 계속 신체 컨디션과 의욕을 관찰하는 것이다. 신체 컨디션이 평소에 비해 좋지 않은 날은 하던 것보다 강도를 낮추는 등의 조절이 필요하다. 과함은 부족함만 못하다. 자기 내면을 관찰하며 어느 한쪽으로 치우치지 않은 중도를 걷는 것이야말로 가장 빠르면서도 안전한 발전을 가져온다.

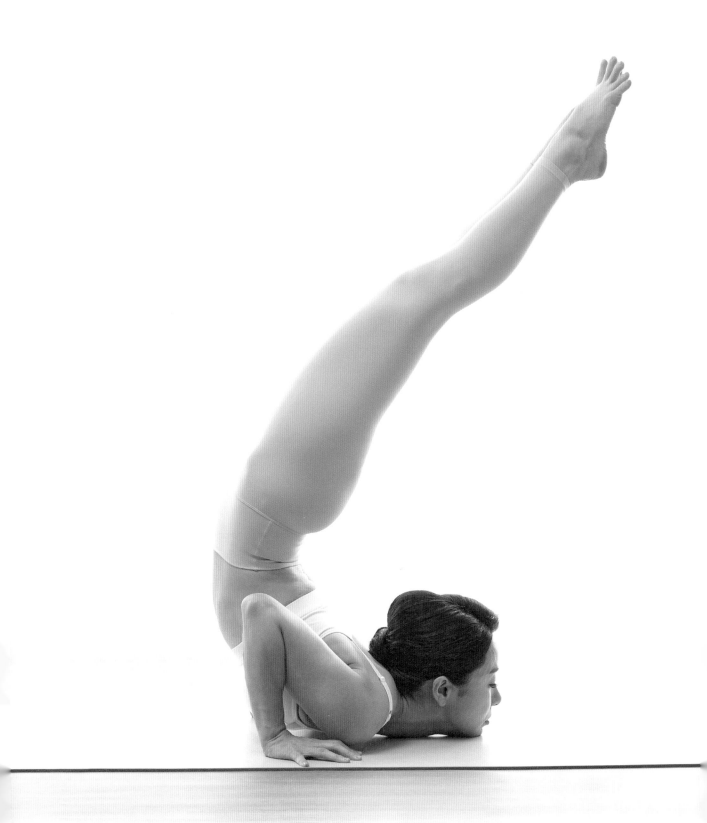

HATHA YOGA

하타 요가

1

하타 요가

Hatha Yoga

하타 요가의 '하타'는 인도 산스크리트 '하(ha)'와 '타(tha)'가 결합된 단어라고 보기도 하고, 힘을 가리키는 단어 '하타'라고 해석하기도 한다. 두 글자를 따로 떼면 '하'는 태양이라는 뜻으로 양(陽)을, '타'는 달이라는 뜻으로 음(陰)을 상징한다. 그래서 하타 요가는 해와 달의 결합 요가라고 해석하기도 하고, '힘에 의한 요가'라고 보기도 한다.

중세 인도에 나타난 전통 하타 요가는 인체 내 태양과 달로 표현되는 음양의 에너지를 조절하고 다스리는 수련법이 중심이었으며 그들 특유의 생리학을 발전시켰다. 현대의 요가 수련자라면 한 번쯤 들어봤을 법한 나디나 차크라에 대한 개념은 바로 이 전통 하타 요가 생리학에서 비롯되었다.

요가 생리학은 마치 한의학에서 십이경맥과 목화토금수 오행 원리로 인체 생리와 병리를 설명하는 것과 마찬가지로, 눈으로 볼 수 없고 육안이나 과학 기술로는 증명된 바가 없다. 하지만 전통 하타 요가는 이 생리학을 바탕으로 한 수련법이 주를 이루므로 이를 모르고서는 제대로 수련할 수 없다. 요가 생리학은 보이지 않는 기운, 즉 무형의 에너지(프라나)와 에너지가 집약되는 센터(차크라), 에너지가 흐르는 통로(나디), 감로와 소화의 불로 표현되는 생명 유지 현상 등이 나타나 있다. 그리고 이러한 요가 생리학을 기반으로 전통 하타 요가에서는 호흡, 반다, 무드라, 아사나와 같은 신체적인 수련을 개발하고 그들 나름대로 체계화했다.

현대 아사나 중심의 요가는 이러한 전통 하타 요가의 영향을 받아 발전했다. 그렇지만 대부분의 현대 요가는 전통 하타 요가와 매우 다르다. 현대 요가는 아사나를 중시하며 건강과 미용이 주요 목적인 것에 반해 전통 하타 요가는 호흡과 반다, 무드라 수련을 중심으로 하여 연금술적인 신체 변혁과 영적 각성을 이루어 초인(超人)이 되는 것을 목적으로 하기 때문이다.[1] 다시 말해서 현대 요가는 전통 하타 요가의 수련법 일부를 현대적인 관점과 목적에 맞게 적용하고 발전시킨 것이라고 할 수 있다.

처음 전통 하타 요가가 서구 대중에 알려질 당시에는 오랜 시간 거꾸로 서거나 몸을 기괴하게 접으며 공중 부양을 하는 등 '힘들고 괴상한 육체 수련'이라고 인식되었다. 한때 한국 사회에 '요가'라고 하면 두 다리를 모두 목뒤에 걸고 몸을 접어 좁은 상자 속에 들어가는 곡예가 요가라고 알려졌던 것과 비슷하다. 그

---

1   전통 하타 요가는 갖가지 정화법과 반다, 호흡, 무드라 등의 까다로운 수련법을 통해 인체의 꼬리뼈에 깊게 잠들어 있는 '쿤달리니'라는 에너지를 각성시켜 정수리에 있는 '사하스라라 차크라'라고 하는 에너지 센터에 도달하게 만드는 것을 목표로 한다. 이렇게 되면 정신적인 부분은 물론, 육체적으로도 완벽하게 변화하여 불로불사한다고 전해진다. 또한 쿤달리니 각성 외에도 거꾸로 서는 자세를 통해 입천장에 있는 감로를 보존하여 인체의 생명력을 소모되지 않게 강조하는 점 등이 특징적이다. 이러한 중국 도교의 선인 사상을 떠올리게 하는 전통 하타 요가의 불로불사 사상은 정말로 하타 요가 수행자들이 그렇게 생각한 것인지 아니면 은유적인 것인지는 알 수 없다. 다만 이러한 그들이 영적 각성의 새로운 방법을 찾아서 끊임없이 실험에 옮겼으며 치열한 노력을 했다는 것만은 알 수 있다.

리나 본래의 하타 요가는 고행이나 곡예와는 거리가 있으며 오히려 몸을 괴롭히지 말라고 가르쳤다.

전통 하타 요가에 대한 오해는 수많은 종파와 수행 단체, 개인 수행자가 공존하는 인도 문화 특성상 전통 하타 요가 수행자와 기행적인 다른 종파 또는 개인들을 혼동하는 것에서 생겨났다. 그리고 인도의 유명한 영적 스승인 비베카난다가 그의 사상을 미국에 전파할 때, 그가 갖고 왔던 전통 하타 요가에 대한 오해를 그대로 전해주었고, 이 오해는 하타 요가의 이미지로 굳어졌다. 이로써 서구인들은 '하타 요가=기예 또는 고행'이라는 인상을 갖게 되었다.[2]

이러한 오해 및 복잡한 상황들과 맞물려 전통 하타 요가의 아사나를 비롯한 일부 수련법들이 외부에 알려졌다. 그리고 전통 하타 요가의 아사나와 호흡 수련법 등이 건강 비법이라고 알려지면서 아사나를 위주로 수련하는 현대 요가가 성행했다. 그리하여 현대 요가 교사들은 '하타 요가'라는 단어를 현대의 아사나 수련을 하는 모든 요가를 통칭하는 것이자 모든 아사나 요가의 기본이라고 여기게 되었다. 그리고 빈야사 요가, 핫요가, 플라잉 요가, 플로우 요가 등의 여러 가지 요가들은 모두 아사나 요가로 현대 하타 요가의 한 장르라고 할 수 있다. 예를 들어 가요라는 한국 노래가 있고 다시 그 안에 발라드, 힙합, 리듬 앤드 블루스, 트로트 등으로 장르가 나뉘어지는 것과 같다.

이제 하타 요가가 기행 또는 고행이라는 오해는 많이 해소됐지만, 서구에 알려지는 과정에서 소외된 전통 하타 요가의 사상과 정확한 수련법은 아직도 베일 속에 싸여 있다. 스승이 제자에게 비밀리에 전수하며 은둔 수행을 하는 전통 하타 요가의 특성상 정확한 수련법이나 사상이 널리 전파되는 것은 아마 앞으로도 쉽지 않을 것이다. 또한 현대의 하타 요가 수련자들에게 전통 하타 요가의 사상과 수련법을 강조하고 계승하라면 받아들일 이는 많지 않을 것이다.

대부분의 현대 하타 요가는 전통 하타 요가의 핵심 수련법을 계승한 것이 아니기 때문에, 현대 하타 요가에서 하는 수련만으로는 전통 하타 요가의 궁극적인 목표인 신체 변혁을 동반한 영적 각성을 얻는 거의 불가능하다고 봐야 한다. 현대 하타 요가라는 명칭은 전통 하타 요가에서 유래되긴 했으나 사상과 수련법이 판이하며 목적 역시 다르다는 사실을 알고 있어야 정체성의 혼란을 피할 수 있다.

다만 현대 하타 요가의 수련으로 건강을 증진시키고 미용에 효과적이라는 이점을 얻는 것은 물론, 감각의 민첩함과 민감함 및 명상의 필수 요소인 주의 집중력을 양성할 수 있다는 것만은 명확히 말할 수 있다.

---

2   《하타 요가의 철학과 수행론》, 박영길, 도서 출판 CIR, 2013, 28~30페이지 참고

2
현대의 하타 요가
Hatha Yoga

현대 요가는 아사나 수련이 중심이고, 이 아사나 수련 방식 혹은 형태에 따라 여러 가지 요가로 나뉘게 된다. 이렇게 나뉜 여러 요가들을 현대 요가의 장르라고 할 수 있으며, '하타 요가'는 넓은 의미로는 아사나 중심의 현대 요가 전체를 가리키는 단어인 동시에, 좁은 의미로는 이들 요가 중의 한 장르를 가리킨다.

중세 인도 하타 요가에서 아사나들은 독립적으로 수련하는 방식이었고, 초기의 현대 요가는 이러한 아사나 수련을 따랐으며 한국의 요가 역시 마찬가지이다. 이후에 기존의 아사나 수련 방식과 다르게 춤의 요소를 가미한 빈야사 요가라든가 독특한 방식과 정해진 틀을 확실히 지켜야 하는 아쉬탕가 빈야사 요가, 비크람 요가처럼 특정한 시퀀스를 만들어 기존의 요가와 차별화를 꾀하는 요가들이 국내에 들어오면서 기존 방식으로 수련하는 요가를 자연스럽게 하타 요가라고 부르게 되었다. 한국 요가계에서 하타 요가라는 단어는 다음과 같이 세 가지 의미를 가진다.

1   중세 인도의 신체 수련이 강조된 요가
2   현대 아사나 중심의 모든 요가
3   현대 요가 중에서 가장 기본적인 방식으로 아사나 수련을 하는 요가 장르

요가에 춤의 요소를 가미하여 아사나를 부드럽게 연결하여 수련하는 방식의 빈야사 요가를 먼저 수련했던 사람이 하타 요가를 처음 접하면 다소 딱딱하다는 느낌을 받을 수 있다. 아사나 간 연결 요소가 거의 없기 때문이다. 하타 요가의 수련 방식은 아사나 하나를 하면 그 아사나를 풀고 난 뒤 자세를 완전히 원위치한 다음 다른 아사나로 넘어가는 것이 원칙이다.

예를 들면 다음 사진과 같이 오른쪽 무릎을 구부려 전사 자세 A를 한 후 자세를 풀고 뒤로 방향을 틀어 왼쪽 무릎을 구부려 전사 자세 A를 한다. 왼쪽 자세도 풀어 완전히 원위치한 이후에 다른 아사나로 넘어간다. 이런 방식은 양쪽 대칭 자세를 할 때에 비교가 수월하다는 장점이 있다. 한쪽 방향을 수련한 직후 반대 방향으로 바꿔서 자세를 취했을 때 어느 쪽이 더 수월하고 어느 쪽이 더 자세가 안 나오는지 등을 쉽게 비교 관찰할 수 있기 때문이다.

반면 빈야사 요가에서는 똑같이 오른발을 앞으로 내민 전사 자세 A를 한 다음 전사 자세 B, 삼각 자세를 하는 식으로 다른 아사나들이 이어진다. 이때 한 번에 이어지는 아사나들은 보통 2~4개 정도지만, 교사에 따라 아사나를 5~8개까지 하는 경우도 있다. 그 후 일련의 연결 동작들을 하고서 왼발로 바꾸어 앞서 오른발을 내밀어 했던 자세들을 하게 된다. 이러한 특성은 아사나 간 연결이 부드러우며 수련 시간 내내 단절이 없어 지속적인 집중이 이어진다는 장점은 있지만, 하타 요가에 비해 신체 좌우의 균형을 비교하기는 어렵다는 단점이 있다.

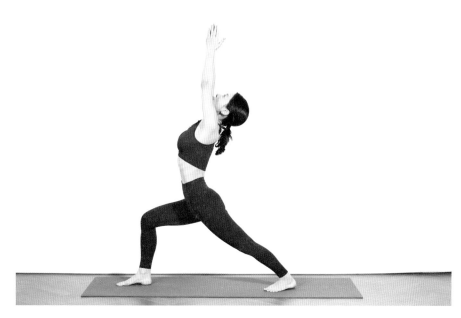

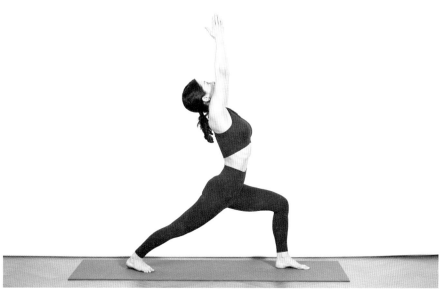

하타 요가는 다른 요가들보다 시퀀스 구성에서 좀 더 자유로울 수 있다. 예를 들어 빈야사 요가의 경우는 연결 자세를 여러 번 반복할 수밖에 없고, 흐름이 끊어지지 않도록 다른 자세로 바꾸는 데 약간의 제약이 있다. 하지만 하타 요가는 아사나를 독립적으로 수련하기 때문에 그러한 제약이 없다.

물론 아사나를 독립적이고 자유롭게 할 수 있다 하여 시작 단계부터 허리를 세게 젖힌다거나 머리 서기와 같이 신체 부담이 큰 자세를 할 수는 없다. 몸을 풀어주는 단계에서는 비교적 수월한 자세를 하고 서서히 강도를 높여가는 모든 운동의 기본을 지켜야 부상을 막을 수 있기 때문이다. 그리고 이는 다른 장르의 모든 요가들에서도 적용되는 이야기다.

다소 딱딱하고 단조롭게 느껴질 수 있다는 단점이 있기는 하지만 각각의 아사나를 가장 정확하게 익히고 신체 상태 파악에 효율적인 하타 요가의 수련 방식을 익히는 것은 중요하다.

하타 요가 시퀀스와 자세

/

하타 요가 시퀀스 1
QR코드

하타 요가 시퀀스 2
QR코드

여기서 소개하는 하타 요가 시퀀스 1과 2는 약 1시간 가까이 수련할 수 있는 하나의 시퀀스를 전반부와 후반부로 나눈 것이다. 시퀀스 1은 전반부이며 앉아서 손목, 어깨, 척추 등을 풀어주는 자세들로 시작한다. 작은 부위에서부터 점차 범위를 넓혀 전신을 가볍게 스트레칭한 후, 서서 하는 자세로 넘어간다. 서서 하는 자세들은 근력과 균형 감각을 키워주는 동시에 신체를 데우는 효과가 있으므로 유연성이 필요한 자세들의 준비 운동이 된다. 보통 빈야사 요가에서는 전신 스트레칭 및 신체를 따뜻하게 만들기 위한 본격적인 준비 과정으로 태양 경배 체조라는 일련의 연속 자세를 몇 세트씩 반복한다. 하타 요가에서도 빈야사 요가처럼 태양 경배 체조를 한 후 본격적인 아사나를 진행하기도 하지만 그렇지 않기도 하다. 특별히 정해진 규정은 없으며 여기서는 태양 경배 체조 없이 진행하는 시퀀스를 소개했을 뿐이다.

시퀀스 1의 마지막 자세들 중 손을 바닥에 짚어 팔로 몸을 들어 올리는 두루미 자세와 머리 서기 자세가 나온다. 이 두 자세는 조금이라도 비슷하게 따라 할 수 있는 다른 자세에 비해서 할 수 있고 없고의 차이가 크게 느껴질 수 있다. 할 줄 모르는 수련자는 두려움이 앞서 포기하고픈 마음이 먼저 들기 쉬운 자세이다. 그래서 벽이나 블록 등을 이용하여 두려움 없이 도전할 수 있는 쉬운 자세를 제시하였다. 이 자세들을 하지 못하는 수련자라도 염려할 필요 없이 편안한 마음으로 수련에 임하고, 시퀀스 중에 만일 하기 어려운 자세가 나오면 여기서 제시된 쉬운 자세로 대체하면 된다. 만일 제시된 쉬운 자세도 하기 어렵게 느껴진다면 건너뛰어도 무방하다. 몸이 준비가 되면 시도하고자 하는 의지가 저절로 생기므로, 그때 다시 도전해도 된다.

시퀀스 2는 전반부를 마친 후 들어가는 후반부 프로그램이다. 본격적으로 척추를 자극하며 근육과 인대, 건 등으로 이루어진 결합 조직을 강하게 늘이고 조이기 때문에 몸이 충분히 풀린 후반부에 한다. 특히 한 발 비둘기 자세에서 손으로 발을 잡는 자세를 하기 위해서는 골반과 척추 그리고 어깨 관절이 많이 열려야 가능하다. 또 위를 향한 활 자세에서 올라가기와 내려가기를 하기 위해서는 어느 정도 척추와 가슴이 열려 있어야 한다. 또한 중력에 대항하여 바닥으로 떨어지는 것을 막아주는 장요근 및 복부 근육 같은 길항근들이 강하고 조화롭게 발달해야 한다. 따라서 어느 정도 숙련자라도 도전하기 까다로운 자세일 수 있다. 이 두 후굴 자세는 중급에서 다루고 있지만 개인마다 신체 상태가 다르고, 또 꽤나 까다로운 자세들이므로 다른 자세에 비해 잘 못한다고 염려하지 않아도 된다. 시퀀스 1과 마찬가지로 쉬운 자세를 하거나 혹은 건너뛰어도 된다. 무리하는 것보다는 약간 부족한 듯이 몸을 사리는 것이 부상 방지 및 장기적인 발전에 더 효율적이다.

마지막으로 몸을 거꾸로 뒤집는 자세들을 한 후 이어지는 물고기 자세는 가급적 빠뜨리지 않도록 한다. 물고기 자세는 강하게 늘어난 목뒤 근육을 원상 복귀시키고 수축된 흉곽을 펴 선행 자세들을 보완하는 자세이기 때문이다. 마지막 송장 자세는 시간이 있다면 10분 정도 수련하는 것이 좋다.

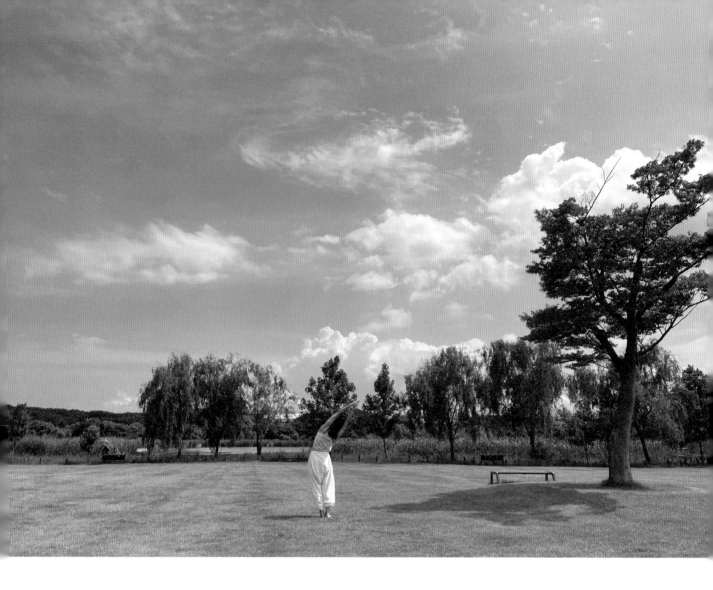

인생은 항상 행복하지만은 않다.

그렇다고 항상 불행한 것도 아니다.

어제는 기분 좋았다가도 오늘은 괴로울 수 있고,

내일은 조금 더 나아질 수도 있는,

매일이 다르고 예측할 수 없는 것이 인생이다.

내가 싫다고 해서 바꿀 수 없는 일들에 내가 할 수 있는 것은

'그렇구나' 하고 받아들이는 것.

받아들이는 순간, 마술처럼 마음이 편안해진다.

내 몸의 한계를 받아들이고 존중하며 요가를 수련하듯이,

내 상황과 주변을 인정하고 받아들이는 마음의 요가 수련은

내 마음의 근육을 튼튼하게 한다.

하타 요가 시퀀스 1

1. 편안히 앉은 자세

2. 앉은 소·고양이 자세

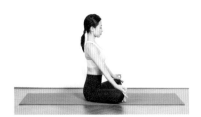
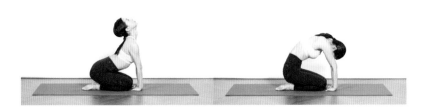

6. 한 팔 고양이 자세 ↻

7. 아래를 향한 개 자세

8. 서서 전굴 자세

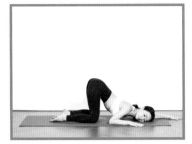
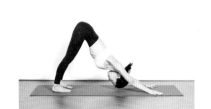
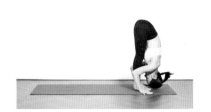

12. 위로 팔꿈치 잡은 의자 자세

13. 독수리 자세 ↻

14. 발 넓게 벌린 전굴 자세 C

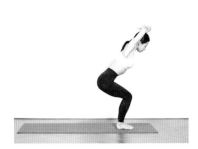
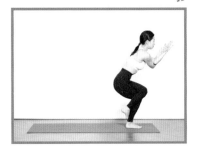
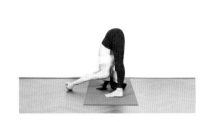

18. 전사 자세 A ↻

19. 무릎 굽혀 비튼 삼각 자세 ↻

20. 화환 자세

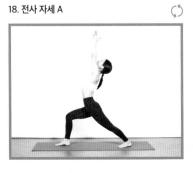
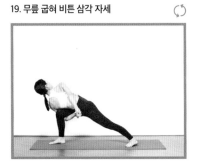
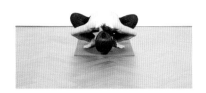

3. 어깨 열기

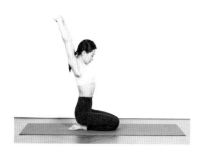

4. 좌우 어깨 열기 ↻

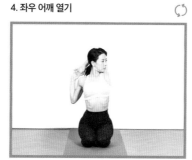

5. 인어 자세-측면 늘이기 ↻

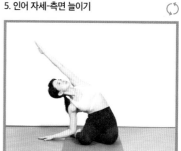

9. 서서 깍지 낀 전굴 자세

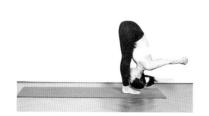

10. 척추 말아 들어 올리기

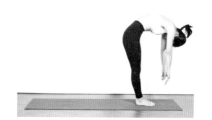

11. 산 자세

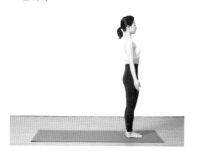

15. 삼각 자세 ↻

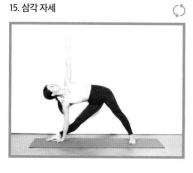

16. 피라미드 자세 ↻

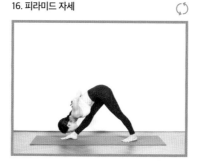

17. 무릎 굽힌 삼각 자세 ↻

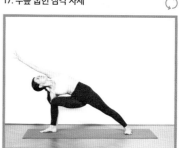

21. 두루미 자세

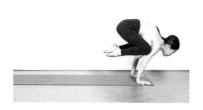

22. 아기 자세

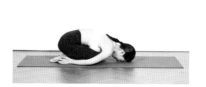

23. 머리 서기

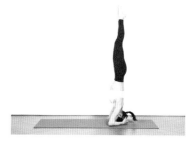

01   편안히 앉은 자세(수카 아사나)

1   무릎을 구부려 옆으로 눕히고 양발을 앞뒤로 나란히 바닥에 둔다.

2   꼬리뼈를 바닥으로 누르고 허리 아래부터 정수리까지 위로 길게 늘여 앉은키가 커진다고 상상한다.

3   바닥에 닿아 있는 엉덩이 뼈, 허벅지 아랫면, 발등의 앞부분이 토대이다. 토대는 바닥을 지그시 눌러 주춧돌로 삼고, 척추는 상반된 방향, 즉 위를 향해 길게 늘여 서로 반대로 작용하는 힘을 느껴본다. 상반된 힘의 적절한 적용은 몸이 바로 세워지는 데 큰 도움이 되고 필요 없는 에너지 소모를 줄인다.

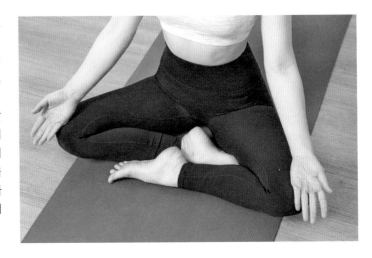

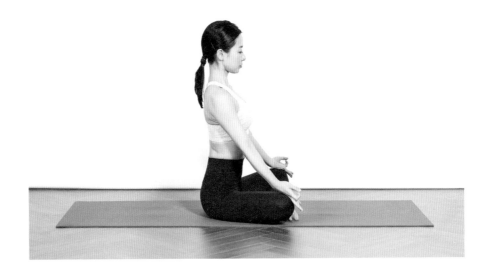

1   아랫배를 허리 쪽으로 오목하게 수축한다. 양쪽 어깨가 서로 멀어지게 하며 가슴을 편다.

2   목을 위로 길게 늘인 후 턱을 살짝 아래로 당겨 뒤통수 방향으로 집어넣는다. 어깨와 귀는 일직선 상태이며 서로 멀어지게 한다.

3   엄지와 검지를 붙이고 나머지 세 손가락을 편다(갸나 무드라). 불편하게 느껴진다면 하지 않아도 좋다.

4   약 3초 정도 숨을 마시고 동일하게 3초 정도 숨을 내쉬며 호흡이 들락날락 하는 것을 바라본다.

5   10회 내외로 여러 차례 호흡한다.

TIP | 호흡은 꼭 3초가 아니어도 된다. 자신이 가진 폐활량에 따라 더 짧을 수도 있고 더 길 수도 있지만 가능하다면 빠르지 않고 느긋한 호흡이 좋다. 가능한 만큼 마시고 내쉬며 들숨과 날숨의 길이가 같아지도록 연습해본다. 특히 긴장되어 있거나 굳었다고 느껴지는 부위로 숨이 들어오고 나간다고 생각하며, 굳은 부위가 부드럽게 이완되는 상상을 해보자. 호흡이 깊고 편안하면 몸의 경직된 부위들도 편안하게 이완되는 효과가 따라온다.

앉은 자세가 불편하다면

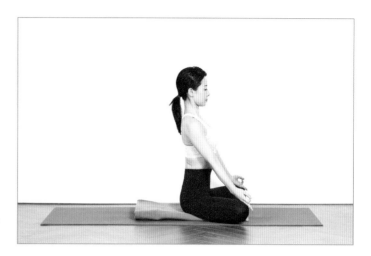

엉덩이 아래에 담요를 깔고 앉는다. 담요의 높이는
자신에게 맞게 조절한다.

02 앉은 소·고양이 자세(마르자리 아사나)

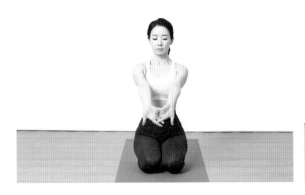

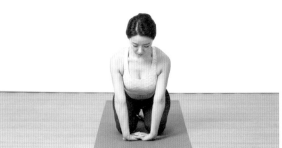

1 무릎 꿇은 자세(바즈라 아사나)로 앉는다.
2 양손으로 깍지를 끼고 손바닥이 가슴 방향을 향하게 놓는다.
3 숨을 마시며 양쪽 손바닥을 천장과 바깥을 향하는 순서로 뒤집어 돌린 후 팔꿈치를 쭉 편다.

숨을 내쉬며 팔뚝 안쪽과 새끼손가락이 바깥쪽을 향하도록 바닥을 짚는다. 새끼손가락 쪽이 들리면 엄지손가락 쪽 손목이 더욱 당긴다. 팔 안쪽 전체를 늘일 수 있도록 어깨에서부터 팔이 길어진다는 느낌으로 쭉 뻗어 바닥을 누른다.

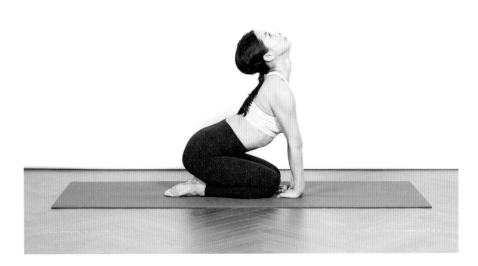

1 숨을 마시며 팔 사이로 가슴을 내밀어 배꼽부터 턱까지 몸의 앞면 전체를 늘이고 고개를 들어 위를 본다.
2 가슴을 먼저 충분히 확장하고 마지막으로 목을 젖혀서 목 뒷부분이 조여지지 않게 한다. 이때 양쪽 어깨는 서로 멀어진다.
3 등 뒤 날개뼈(견갑골)를 서로 가깝게 하며 허리를 오목하게 하고, 꼬리뼈를 위로 치켜든다.
4 허리가 아프지 않도록 아랫배와 괄약근을 조인다.

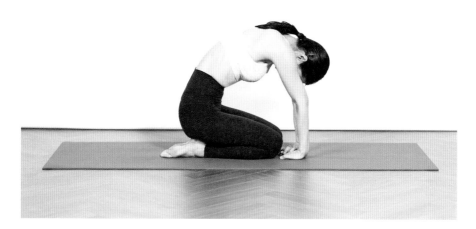

1 숨을 내쉬며 등과 허리를 둥글게 말아 몸의 뒷면을 늘이고 고개를 숙여 배꼽을 본다.

2 동시에 손으로 바닥을 밀며 아랫배를 등 쪽으로 깊게 수축해 허벅지와 멀어지게 한다.

3 꼬리뼈를 앞으로 당기며 발등으로 바닥을 민다.

4 꼬리뼈부터 정수리까지 몸의 뒷면을 최대한 뒤로 둥글게 말아 스트레칭한다. 이때 양쪽 어깨는 등 방향으로 끌어 내려 귀와 멀어지게 한다.

5 같은 방법으로 5회 내외로 반복한다.

6 숨을 마시며 가슴을 펴고 고개를 든 후 손을 바닥에서 뗀다. 깍지 낀 손바닥이 가슴을 향하도록 안으로 돌리고 숨을 내쉬며 손바닥이 허벅지 방향을 향하게 내린다.

TIP | 이 동작은 골반부터 허리, 등, 목 전체를 개운하게 풀어준다. 매일 조금씩만 반복 연습해도 척추 추간판 탈출증(허리나 목 디스크)과 같은 척추 질환을 예방할 수 있다. 어느 지점에서 내 몸이 가장 개운한 자극을 느끼는지 관찰해보고 그 부분을 더 늘여보자.

주의 사항 | 무릎이 아프다면 자세를 풀고 편안히 앉은 자세(50페이지)로 실행한다.

손을 깍지 껴서 뒤집는 것이 어렵다면

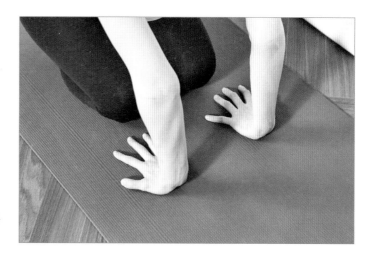

깍지를 풀고 양손을 각각 손끝이 몸 쪽을 향하도록 뒤집어 바닥을 짚는다.

03   어깨 열기(파르바타 아사나 변형)

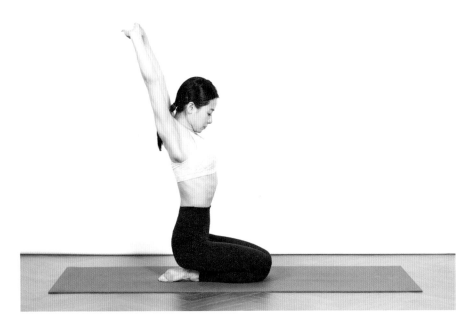

1   숨을 마시며 깍지 낀 양손 그대로 손바닥이 위를 향하게 뒤집어 들어 올린다.

2   숨을 내쉬며 양팔을 머리 뒤로 보내고 고개를 숙여 배꼽을 본다.

3   발등으로 바닥을 누르며 엉덩이는 발뒤꿈치를 누르고 손바닥은 위를 향해 뻗는다. 팔을 최대한 위로 밀어 올리며 척추를 길게 늘인다.

4   척추가 과하게 뒤로 젖혀지지 않도록 앞쪽 갈비뼈와 아랫배를 허리 방향으로 수축한다.

5   옆구리, 어깨, 가슴, 팔이 전체적으로 늘어나며 개운하게 자극됨을 느껴본다.

6   자세를 유지하면서 5회 내외로 호흡한 후 숨을 내쉬면서 손을 툭 풀어 허벅지 위에 올린다.

7   숨을 마시며 어깨를 귀 가까이 끌어 올리고 숨을 내쉬며 툭 떨구기를 2회 반복한다.

TIP | 이 자세에서 발등으로 바닥을 누르면 몸의 토대가 되는 하체와 아랫배에 탄탄하게 힘이 들어간다. 이는 척추가 지나치게 뒤로 쏠리는 현상을 막아주며 자세를 더욱 견고하고 안정되게 만드는 효과가 있다. 발등을 바닥에 닿게 해서 앉는 모든 자세에 공통으로 적용된다.

손으로 깍지를 끼고
들어 올리기가 어렵다면

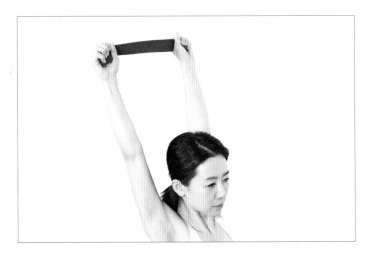

어깨가 경직되어 있으면 손으로 깍지를 끼고 들어 올리는 자세가 어려울 수 있다. 그럴 경우 깍지를 끼는 대신 벨트를 잡고 연습해본다.
벨트는 어깨너비 정도의 간격으로 잡는 것이 보통 이지만 그것도 어렵다면 좀 더 넓게 잡는다. 벨트를 양쪽으로 팽팽히 잡아당긴 상태를 유지해야 하고 손목이 사진과 같이 곧게 뻗어 있어야 한다.

04   좌우 어깨 열기(파르바타 아사나 변형)

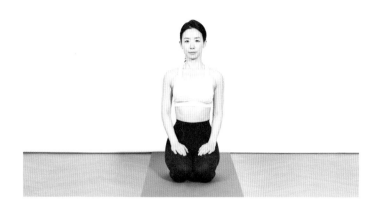

2회 호흡하며 다음 자세를 준비한다.

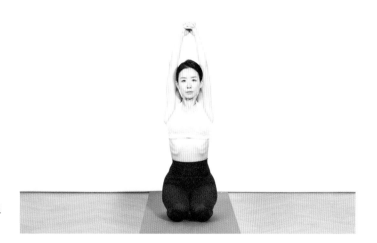

숨을 마시며 양팔을 위로 길게 뻗어 올려 양손으로
깍지를 끼고 손등이 위를 향하게 한다.

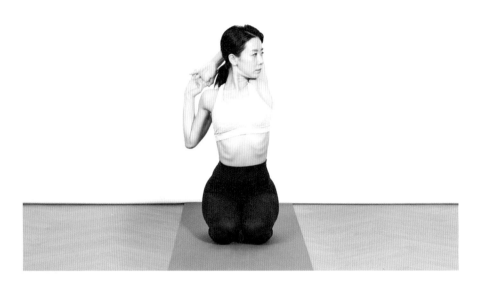

1 숨을 내쉬며 양쪽 팔꿈치를 구부려 손이 뒤통수 아래까지 내려가게 한다. 이때 손바닥은 정면을 보는데, 불편하다면 아래쪽을 향하게 해도 된다.

2 오른손으로 왼손을 잡아당겨 오른쪽 아래로 내리고 왼쪽 팔꿈치가 머리 뒤에 있게 한다.

3 고개를 왼쪽으로 돌려 왼쪽 먼 곳을 응시한다. 이때 고개가 앞으로 숙여지지 않도록 머리로 팔을 뒤로 밀어 왼쪽 어깨를 활짝 젖힌다.

4 3회 호흡한 후 숨을 마시며 양팔에 힘을 빼고 양손을 머리 뒤에 원위치한다. 시선은 다시 정면에 둔다.

↻ **반대 방향도 동일하게 실행한다.**

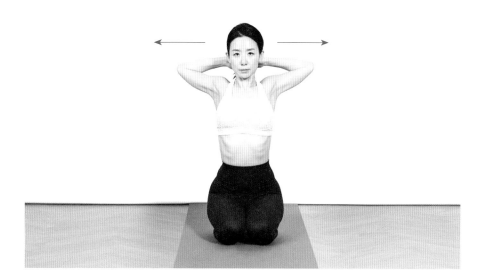

1 숨을 마시며 양손을 다시 머리 뒤로 보낸다. 손바닥은 앞 또는 바닥을 향한 상태로 둔다.

2 숨을 내쉬며 양손을 좌우로 강하게 잡아당긴다. 손이 머리에서 최대한 멀리 떨어지도록 하고 어깨를 활짝 젖힌다. 이때 어깨 주변에 느껴지는 강한 자극에 주의를 기울인다.

3 3회 호흡한 후 마지막으로 내쉬는 숨과 함께 손을 툭 풀어 바닥으로 떨어뜨린다. 다시 한 번 숨을 마시며 어깨를 귀로 가깝게 들어 올렸다가 내쉬며 털썩 떨군다.

4 어깨 주변과 양손에 전기가 흐르듯이 찌르르한 자극이 있다면 가만히 느껴본다. 금세 사라질 것이다.

TIP | 어깨 통증으로 고생한다면 매일 10분만 투자해 앉은 소·고양이 자세(52~53페이지), 어깨 열기 자세(54페이지)를 반복 수련해보자. 처음에는 특정 부위가 찌릿하거나 뻐근해 힘들다고 느낄 수도 있다. 그러나 몇 번 반복하다 보면 어깨의 통증이 점차 사라지고 날아갈 듯이 가벼워짐을 경험할 수 있다.

05   인어 자세-측면 늘이기

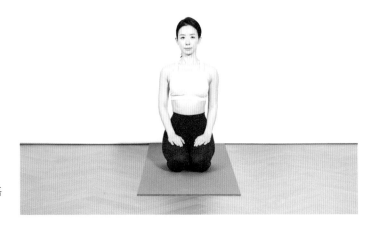

손을 허벅지 위에 가볍게 올려 놓고 깊게 2회 호흡
하며 준비한다.

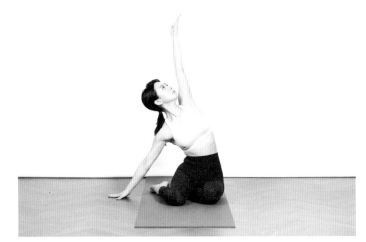

1   골반을 왼쪽으로 밀어 왼쪽 엉덩이가 바닥에
    닿게 앉고, 양발은 골반의 오른쪽에 둔다.
2   숨을 마시며 오른손으로 바닥을 짚고 왼팔을
    펴서 위로 들어 올린다. 동시에 고개를 왼쪽으
    로 돌려 시선이 위를 향하게 한다.

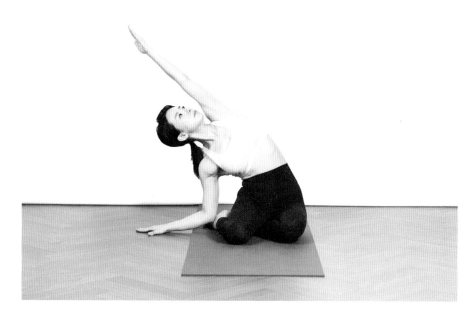

1 숨을 내쉬며 오른쪽 팔꿈치를 구부리고 몸을 오른쪽으로 기울인다.

2 오른손은 바닥을 왼쪽으로 밀어 오른쪽 허리 아랫부분이 과하게 조여지지 않도록 공간을 만들고 왼쪽 옆구리의 확장을 돕는다.

3 윗등을 허리 쪽으로 끌어 내려 어깨가 귀와 멀어지게 한다.

4 아랫배를 수축하고, 등이 굽지 않도록 가슴을 완전히 편다.

5 왼쪽 엉덩이를 바닥으로 깊게 누르며 왼쪽 골반 측면에서부터 왼쪽 손끝까지 길게 스트레칭한다.

6 자세를 유지한 상태에서 5회 내외로 호흡한다.

7 숨을 마시며 상체를 일으키고 숨을 내쉬며 왼팔을 내린다.

↻ **반대 방향도 동일하게 실행한다.**

주의 사항 | 많이 내려가는 것에 목표를 두지 않는다. 올바르게 등을 펴고 자세를 실행하는 것이 더 중요하다. 몸을 옆으로 기울이는 과정에서 등이 굽는다면 다시 올라가 두 번째 사진의 자세(58페이지)를 유지한다.

06 한 팔 고양이 자세(비달라 아사나 변형)

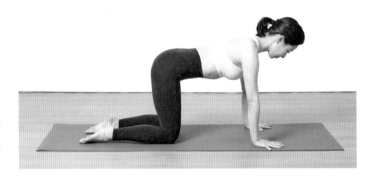

1 양쪽 손, 무릎, 발등을 바닥에 대고 등을 편평하게 한 탁자 자세(바르마나 아사나)를 만든다.
2 양손은 어깨너비로 벌리고 무릎과 발은 골반너비만큼 벌려 손과 무릎 모두 바닥과 수직으로 놓는다.

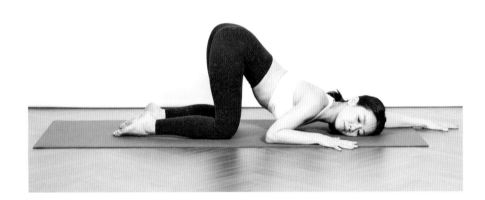

1 숨을 마시며 왼팔을 앞으로 길게 뻗어 손으로 바닥을 꾹 누른다.
2 숨을 내쉬며 왼쪽 가슴과 뺨을 바닥으로 눌러 내리고 엉덩이를 뒤로 밀어 무게가 앞으로 쏟아지지 않게 한다.
3 오른쪽 어깨는 편하게 떨구고 손바닥과 팔꿈치를 바닥에 내려놓는다. 양쪽 어깨는 등 쪽으로 당겨 귀와 멀리 떨어뜨린다.
4 아랫배를 조여 허벅지 방향으로 밀고 허벅지와 엉덩이 뒷면의 면적이 넓어지는 느낌이 들도록 확장한다.
5 엉덩이와 무릎은 수직으로 놓고 발등이 들리지 않도록 바닥을 지그시 누른다.
6 왼쪽 허리부터 옆구리를 지나 어깨 주변까지의 자극을 느끼며 5회 이상 호흡한다.
7 숨을 마시며 오른손으로 바닥을 밀어 상체를 일으키고 탁자 자세로 돌아간다.

↻ **반대쪽도 동일하게 실행한다.**

TIP | 이 자세는 등과 어깨가 말린 체형을 교정하여 그로 인한 통증을 감소시켜 준다. 어깨와 등이 말린 체형은 목도 함께 앞으로 기울어 거북목이 되는 특징이 있다. 이러한 자세는 척추의 건강을 위협하고, 점점 나이가 들수록 연계 질환을 가져올 수 있다. 일상에서 어깨와 목이 항상 무겁고 뻐근하다면, 또 등과 허리가 아프다면 평소 자세를 체크해보고 바른 자세를 얻기 위해 노력해야 한다. 하루 5분만 시간을 내어 이 자세를 수련해보자. 허리와 등, 어깨 주변이 매우 개운해지므로 연습하기가 어렵지는 않을 것이다. 어깨와 등 주위가 굳어 있다면 가슴과 뺨을 바닥에 대는 것이 힘든데, 이 경우 이마를 바닥에 대거나 담요를 두툼하게 접어 가슴 아래에 두면 좀 더 수월하다. 담요의 두께는 자신의 몸 상태에 맞춰 조절한다.

07   아래를 향한 개 자세(아도 무카 스바나 아사나)

1   탁자 자세에서 숨을 마시며 무릎을 바닥에서
들어 올리고, 엉덩이를 위로 밀어 올린다.
2   양손의 손가락을 활짝 펴서 단단하게 바닥을
짚고 뒤를 향해 민다.

TIP | 좀 더 상세한 손바닥 사용법은 158페이지
를 참고한다.

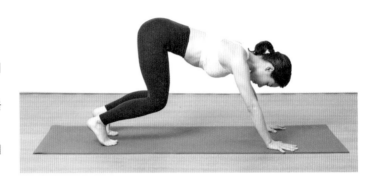

1   숨을 내쉬며 양팔을 곧게 펴고 머리를 어깨 사
이로 편하게 떨군 후 발 사이를 바라본다.
2   무릎을 서서히 펴면서 손부터 엉덩이까지 척
추를 일직선으로 길고 곧게 뻗는다.

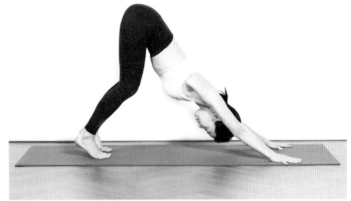

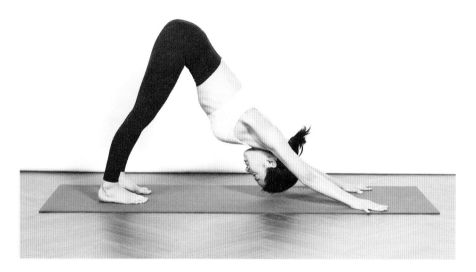

1 발 사이는 골반 너비로 벌리고 발뒤꿈치를 바닥으로 누르며 엉덩이를 위로 치켜든다.

2 양쪽 손으로 바닥을 뒤로 밀고 양쪽 어깨는 좌우로 펼쳐 그 사이가 멀어지게 한다.

3 날개뼈를 허리 방향으로 당겨 귀와 어깨가 서로 멀어지게 하고 앞쪽 갈비뼈와 아랫배를 등 쪽으로
   조인다.

4 허벅지 앞을 부드럽게 수축하고 아랫배는 조인 채 허벅지 방향으로 밀어 몸의 뒷면 전체를 늘인다.
   마치 개가 기지개를 켜는 듯한 포즈이다.

5 목은 아래로 툭 떨구고 발이나 무릎 사이 또는 배꼽을 본다. 어디를 보든 목 근육이 긴장한 상태는 아
   니어야 한다.

6 10회 내외로 호흡한다.

   TIP | 이 자세는 원활히 잘 이루어졌을 경우 마치 기지개를 켤 때처럼 전신에 개운함을 느낄 수 있다. 손
   과 발이 전부 바닥을 짚고 있지만 좀 더 무게를 실으려 노력해야 하는 곳은 발이다. 양손으로 바닥을 단
   단히 짚은 후 팔은 최대한 길게 편다. 아랫배를 조여 허벅지 방향으로 밀고 발뒤꿈치를 바닥으로 단단히
   누른다. 이렇게 하면 손부터 겨드랑이를 지나 허리 아래까지 최대한 스트레칭되며 자칫 어깨로 실릴 수
   있는 무게를 하체 쪽으로 이동시켜준다. 내 무게가 몸의 뒷면으로 이동하지 못하면 어깨가 묵직하게 짓
   눌릴 수 있고 이 경우 개운함보다는 어깨의 부담과 팔꿈치나 손목 관절의 통증으로 이어질 수 있으므로
   매우 중요하다.

다리를
펴기가
어렵다면

힘들 경우 두 번째 사진의 자세로 연습(62페이지)한다. 척추가 둥글게 말린다면 무릎을 구부려 고관절의
움직임을 좀 더 부드럽게 해준 뒤 척추를 곧게 편다. 다리 뒷면은 당기는 자극이 느껴져야 하므로 무릎을
너무 많이 구부리지 않도록 한다.

08   서서 전굴 자세(웃타나 아사나)

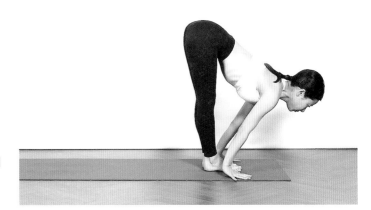

1   숨을 마시며 앞을 보고 한 발 한 발 걸어 들어
가 양발을 손 사이에 놓는다.
2   손으로 바닥을 밀어 가슴을 들어 올린다.

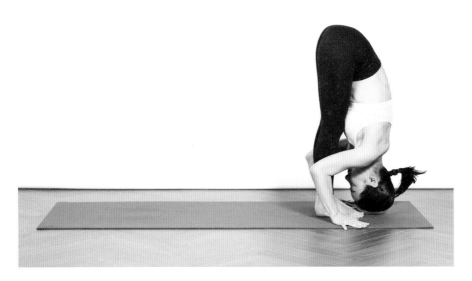

1   숨을 내쉬며 골반을 앞으로 굽혀 내려가고 배부터 가슴, 이마 순으로 다리에 붙인다.
2   머리는 편하게 바닥으로 떨구고 양손으로 바닥을 앞으로 민다.
3   발로 바닥을 깊게 누르고 그 힘을 이용해 엉덩이를 위로 밀어 올린다. 허벅지 앞을 끌어 올리고 아랫
배는 오목하게 수축한다. 이 다양한 몸의 쓰임들이 더 깊은 전굴을 이끌어낸다.
4   어깨는 좌우로 펼치고 등 쪽으로 당겨 귀와 멀어지게 한다.
5   다리 뒷면 전체의 강한 늘임을 바라보며 5회 이상 호흡한다.

**척추가 둥글게 말리거나
다리가 지나치게 당긴다면**

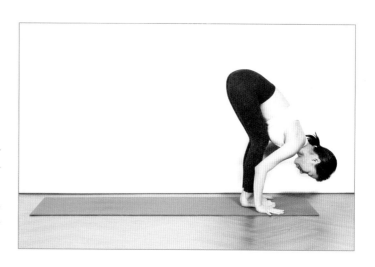

무릎을 굽혀서 척추를 편 후 몸의 앞면과 허벅지가 점점 가까워지게 조절한다. 다리 뒷면의 자극을 관찰하면서 견딜 수 있을 정도로만 무릎을 편다. 여기서는 다리를 다 펴는 것보다 척추를 바르게 펴는 것이 더 중요하다. 손이 바닥에 닿지 않을 경우 발목이나 종아리 뒤를 잡아도 좋다.

09 서서 깍지 낀 전굴 자세(웃타나 아사나 변형)

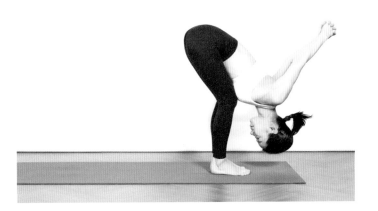

1 숨을 마시며 무릎을 가볍게 굽히고 손을 등 뒤로 가져가 깍지를 낀다.
2 가슴을 앞으로 펴고 양쪽 어깨가 등에서 멀어지도록 뒤로 젖혀 당긴다.
3 숨을 내쉬며 발로 바닥을 밀고 엉덩이를 위로 들어 올린다. 동시에 서서히 무릎을 펴면서 머리를 아래로 떨군다.

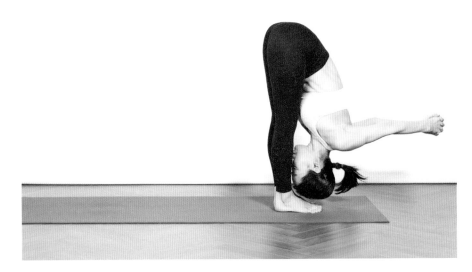

1 발로 바닥을 강하게 밀며 아랫배를 수축하면 좀 더 깊은 전굴이 가능해진다. 배, 가슴, 이마 순으로 다리에 붙인다.
2 다리를 곧게 펴고 어깨는 등과 귀에서 멀어지도록 뒤로 젖혀 바닥 방향으로 내린다.
3 목은 힘을 빼서 툭 떨구고 다리 뒷면과 어깨의 자극을 바라보며 5회 이상 호흡한다.

TIP | 다리를 펴기가 힘들다면 첫 번째 사진의 자세와 같이 무릎을 구부린 상태를 유지한다.

10 척추 말아 들어 올리기

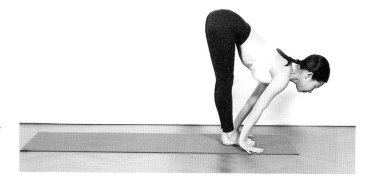

1 숨을 마시며 양손으로 바닥을 밀어 가슴을 들어 올리고 척추를 곧게 편다.
2 숨을 내쉬며 그대로 기다린다.

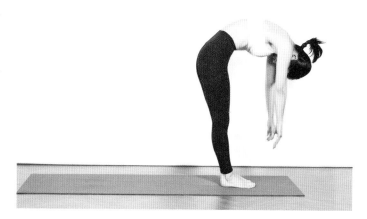

1 숨을 마시며 발로 바닥을 깊게 밀며 그 힘이 다리 뒤를 타고 올라오는 것을 느낀다.
2 호흡을 멈추지 않고 자연스럽게 반복하면서 허리 아래부터 등을 지나 목뒤, 정수리까지 차례대로 둥글게 말아 올린다. 이때 올라가는 속도는 마치 슬로비디오처럼 아주 느리다.
3 이 과정에서 몸의 뒷면은 바깥쪽으로 길게 늘어나며 상대적으로 몸의 앞면은 수축되었다가 마지막에 펴진다. 척추 마디 하나하나를 떠올리며 아래쪽부터 하나씩 차례대로 편다는 느낌으로 천천히 말아 올린다.

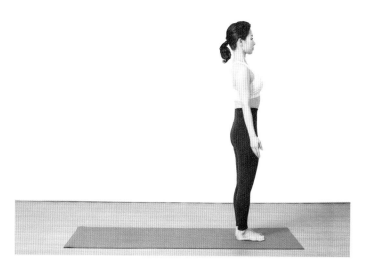

1 느리게 올라가는 동안 발로 바닥을 미는 힘은 지속되어야 하고 호흡은 멈추지 않고 최대한 자연스럽게 이어간다.
2 2~3회 정도 호흡하는 동안 올라가고 산 자세로 서서 마무리한다.

TIP | 한 번에 빠르게 올라가면 이 훈련의 의미가 없다. 꼬리뼈, 허리, 등, 목, 머리 순서대로 둥글게 바깥쪽으로 말면서 최대한 천천히 올라간다. 원한다면 호흡을 5회 이상 반복하며 더 천천히 움직여도 좋다. 이 움직임은 몸의 섬세한 감각을 좀 더 잘 느낄 수 있도록 도와주는 훈련이다.

<u>11</u>   산 자세(타다 아사나)

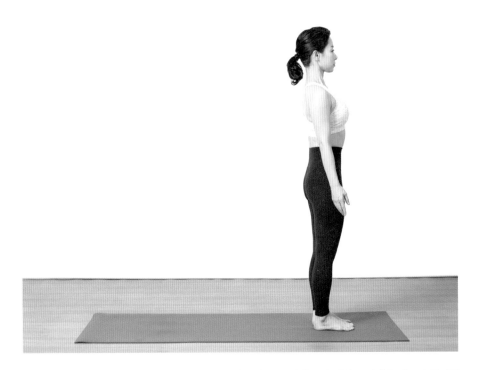

1 양발을 모아 11자로 나란히 놓는다. 발가락을 가능한 만큼 펼치고 발 전체로 바닥을 지그시 움켜쥔 후 바닥 아래로 깊게 민다.
2 허리의 꺾임이 과하다면 꼬리뼈를 바닥으로 말아 내려 골반이 중립을 이루게 한다.
3 앞쪽 갈비뼈와 아랫배를 등 뒤쪽으로 조인다.
4 가슴을 위로 펴 올리고 목도 위로 길게 늘인다. 턱을 살짝 당기고 귀와 어깨가 일직선이 되게 한다.
5 누군가가 내 정수리보다 조금 뒷쪽을 잡아서 위로 끌고 올라가는 듯한 느낌이 들게 한다.
6 발은 바닥 아래로 깊게 뿌리내리고 정수리는 위로 끌려 올라가는 듯 늘여서 위아래로 향하는 상반된 힘에 의해 척추 전체가 편하고 길게 늘어나게 한다.
7 위로 키가 커지는 듯한 느낌과 아래로 향하는 견고하고 안정적인 감각에 집중하며 5회 내외로 호흡한다.

발바닥 사용법

감각이 발달된 편이라면 발가락 하나하나에서 오는 각자 다른 감각들이 다리 위쪽으로 연결되는 것을 느낄 수 있다. 예를 들어 ①엄지발가락 아래 뼈에 힘을 주어 바닥을 눌러보면 그 힘이 허벅지 안쪽으로 통하는 것을 느낄 수 있으며 ②새끼발가락과 발날의 바깥쪽에 힘을 주어 바닥을 눌러보면 그 힘이 허벅지 바깥쪽으로 올라오는 것을 느낄 수 있다. ③발뒤꿈치 가운데 뼈에 힘을 주어 바닥을 누르면 다리 뒷면과 엉덩이로 자극이 온다.

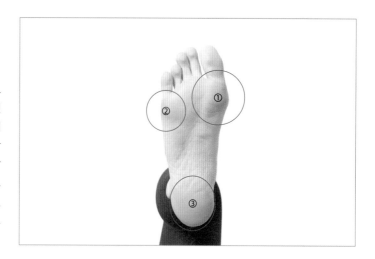

발가락을 최대한 부채처럼 펼치고 양쪽 엄지발가락을 붙이고 선다. 이때 두 번째 발가락이 정면을 향하게 하고 양쪽 발뒤꿈치를 서로 살짝 떨어지게 놓으면 양발이 11자로 편하게 선 상태가 된다. 바닥에 놓인 발바닥의 세 꼭짓점에 힘을 고르게 준 뒤 부드럽게 바닥을 움켜쥐면 ④발바닥 안에 아치 모양으로 공간이 뜬다. 이 적용은 무릎뼈의 꽉 찬 조임을 부드럽게 풀어주고 허벅지 앞을 수축시켜 무릎 관절로 무게가 과하게 실리는 것을 어느 정도 막아준다. 아무리 해봐도 발바닥 안의 아치가 안 보인다면 새끼발가락 아래 뼈의 힘이 부족하지는 않은지 살펴보고 발날 바깥쪽으로 힘을 좀 더 밀어낸다. 이때 나머지 두 꼭짓점이 들려서는 안 된다. 속도의 차이는 있겠지만 선천적이든 후천적이든 평발을 가진 사람들도 꾸준히 연습하면 변할 수 있다. 일상 생활에서도 발이 바닥을 딛고 있는 순간에는 항상 관찰한다. 이 내용은 앞으로 나올 모든 선 자세에서 공통으로 적용된다.

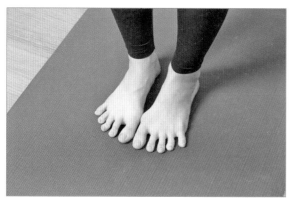 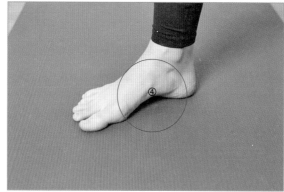

<u>12</u>   위로 팔꿈치 잡은 의자 자세(웃카타 아사나 변형)

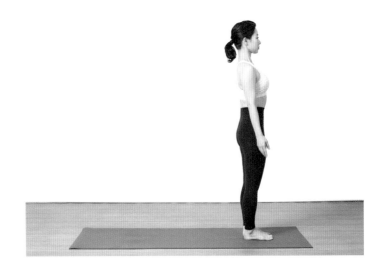

산 자세로 여러 번 호흡하며 준비한다.

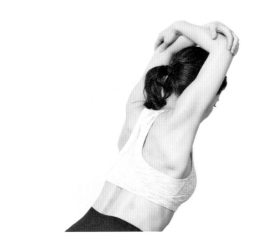

1   숨을 마시며 양팔을 머리 위로 올려 양손으로 서로 반대편 팔꿈치를 잡는다.

2   잡은 양팔이 뒤통수에 닿지 않을 만큼 뒤로 젖힌다. 어깨 주변으로 시원하거나 뻐근한 감각이 느껴질 것이다.

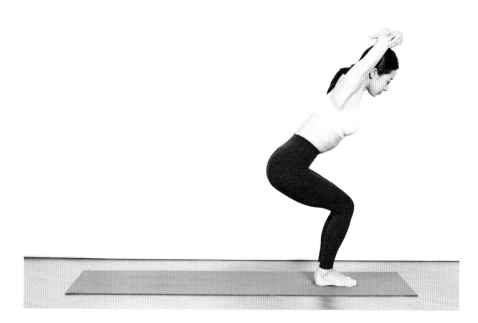

1　숨을 내쉬며 무릎을 90도로 굽혀 앉고 상체는 앞으로 45도 기울인다.

2　발바닥 전체에 무게를 싣고 엉덩이와 허벅지에 자극이 있는지 느낀다.

3　무릎에 자극이 느껴진다면 엉덩이를 뒤로 더 밀고 발뒤꿈치에 힘의 비중을 좀 더 둔다.

4　머리 뒤로 젖힌 양쪽 팔꿈치부터 엉덩이 끝까지 곧게 뻗은 상태를 유지하며 아랫배를 오목하게 조인다.

5　목뒤가 압박되지 않도록 윗등 근육을 아래로 당기고 어깨와 귀를 멀리 떨어뜨린다.

6　턱을 당기고 귀와 어깨를 일직선상에 둔 뒤 시선은 대각선 아래 바닥을 보며 5회 내외로 호흡한다.

7　숨을 마시며 다리를 펴고 올라가 상체를 바로 세운 후, 숨을 내쉬며 팔을 풀고 산 자세로 돌아간다.

주의 사항 | 무릎이 발가락보다 앞으로 나가는 경우 무릎 통증이 올 수 있다. 무게를 발뒤꿈치로 더 보내고 아랫배를 조이면서 엉덩이를 뒤로 뺀다. 무릎보다는 허벅지 전체와 엉덩이에 무게가 더 실려야 한다. 계속해서 무릎에 통증이 느껴진다면 무릎을 조금 편다. 무릎의 각도는 상황에 따라 조절할 수 있다.

13　독수리 자세(가루다 아사나)

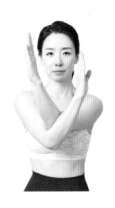 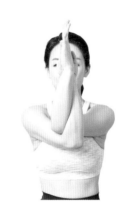

1 　양팔을 앞으로 나란히 두고 팔꿈치를 구부린다.
2 　숨을 마시며 오른팔을 왼팔 아래로 내려 양쪽 팔꿈치를 교차시킨다.
3 　오른팔로 왼팔을 휘감고 오른손이 왼쪽 손바닥 아래를 한 번 더 휘감아 잡는다.

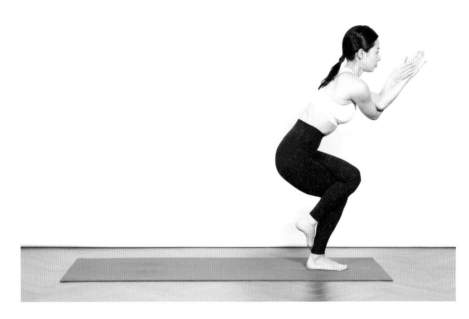

1 　팔을 감은 채 숨을 내쉬며 무릎을 90도로 구부리고 왼쪽 허벅지를 오른쪽 허벅지 위에 올린다.
2 　왼쪽 발등을 오른쪽 종아리 뒤로 끼워 넣고 오른쪽 발이 바닥을 단단히 누르며 중심을 잡고 선다.
3 　왼쪽 골반을 뒤로 밀 때 오른쪽 허벅지는 밖으로 밀어 서로 상반되는 힘에 의해 골반 바깥쪽이 스트레칭되게 하고 양쪽 골반의 수평을 유지한다.
4 　아랫배를 오목하게 수축해 허벅지와의 간격을 벌리고 괄약근을 조인다.
5 　양쪽 어깨를 낮추고 가슴을 들어 올리며 결박한 양손은 앞으로 밀어 어깨 바깥쪽을 스트레칭한다.
6 　5회 내외로 호흡한다.

7 숨을 마시며 다리와 팔을 풀면서 올라가고 숨을 내쉬며 산 자세로 돌아간다.

↻ **반대 방향도 동일하게 실행한다.**

TIP | 결박한 양손은 앞으로 밀고 엉덩이는 뒤로 밀어 서로 상반된 힘을 적용해 스트레칭의 효과를 극대화시켜본다. 어깨 바깥쪽의 자극이 배가 될 것이다. 또 결박한 다리가 서로를 바깥쪽으로 밀면 골반과 엉덩이 바깥쪽으로 시원한 자극이 강하게 느껴진다. 서로 상반된 힘들이 적절히 이루어진다면 균형을 잡는 데 도움이 될 뿐만 아니라 근력이 향상되고 어깨 주변과 골반 주변의 통증을 해소하는 데 도움을 줄 수 있다.

팔이나 다리를 꼬는 것이 어렵다면

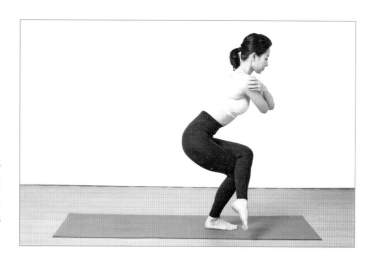

팔을 꼬는 것이 어렵다면 양쪽 팔을 교차해 어깨를 지나 가급적 날개뼈 근처를 꽉 끌어안아 어깨 주변을 늘인다. 다리를 꼬는 것이 어렵다면 한쪽 허벅지를 반대편 허벅지 위에 걸치고 발끝에 힘을 주어 바닥으로 민다.

<u>14</u> 발 넓게 벌린 전굴 자세 C(프라사리타 파도타나 아사나 C)

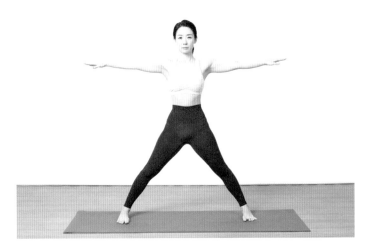

1 오른쪽으로 돌아 다리 간격을 1m 이상 넓게 벌리고 양발은 두 번째 발가락이 정면을 향하게 하며 11자로 놓는다.
2 숨을 마시며 양팔을 좌우로 넓게 펼친다.

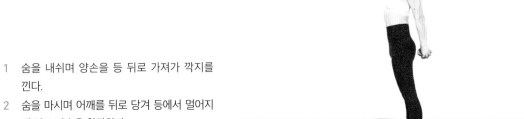

1 숨을 내쉬며 양손을 등 뒤로 가져가 깍지를 낀다.
2 숨을 마시며 어깨를 뒤로 당겨 등에서 멀어지게 하고 가슴을 확장한다.
3 아랫배를 조이고 꼬리뼈를 바닥 방향으로 말아 내려 허리가 아치로 꺾이지 않도록 주의한다.

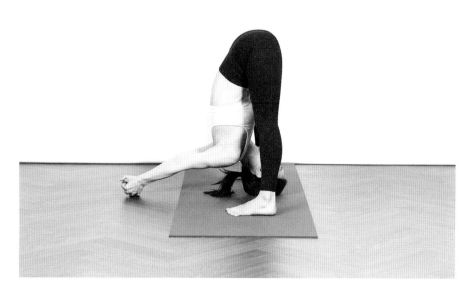

1 숨을 내쉬며 골반을 앞으로 굽혀 상체를 숙이고 정수리를 바닥으로 향하게 한 후 어깨를 등 뒤로 멀리 젖힌다.

2 발로 바닥을 깊게 눌러 그 힘을 허벅지로 끌어 올리고 아랫배를 조여 엉덩이를 위로 밀어 올린다.

3 발바닥 안쪽에는 아치 모양의 공간이 떠 있어야 하고 양쪽 허벅지를 바깥쪽으로 회전시켜 무릎 뼈가 정면을 향하게 놓는다.

4 배가 다리 사이로 들어가고 정수리는 바닥에 대고 살짝 누른다.

5 앞으로 넘어가지 않도록 바닥과 골반은 수직을 유지하고 어깨는 귀로부터 멀리 떨어지며 손은 바닥에 닿을 때까지 넘겨본다.

6 다리 뒷면의 늘임과 어깨 주변의 자극에 집중하며 5회 이상 호흡한다.

7 숨을 마시며 발로 바닥을 밀어 상체를 들어 올리고 숨을 내쉬며 양손을 풀어 허리에 얹는다.

주의 사항 | 몸을 앞으로 숙였다가 올라갈 때 또는 자세를 유지할 때 무릎 앞부분이 꽉 찬 느낌이 드는 것을 주의해야 한다. 무릎이 과하게 펴지면 꽉 찬 느낌이 들면서 무릎 관절에 무리가 가고 다리가 약간 뒤로 휘는데 이를 과신전이라고 한다. 무릎을 펴더라도 무릎 앞쪽 관절에는 공간이 느껴져야 한다. 발바닥과 허벅지의 힘, 그리고 아랫배를 수축하는 힘의 조절(반다)로 무릎 관절에 직접적인 압박이 가해지지 않게 실행해보자.

다리나 어깨가 뻣뻣하다면

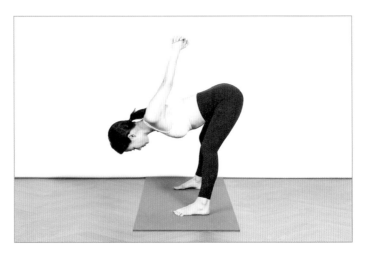

다리 뒷면과 고관절이 굳어 상체를 숙이는 데 어려움이 있다면 무릎을 구부리고 시도해본다. 이때 척추가 둥글게 말리지 않도록 펴고 자신의 몸에 맞게 무릎의 각도를 조절한다.

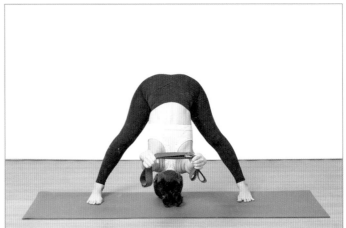

손으로 깍지를 끼기 어렵다면 양손 사이에 벨트를 잡아 연결한다.

<u>15</u>　삼각 자세(웃티타 트리코나 아사나)

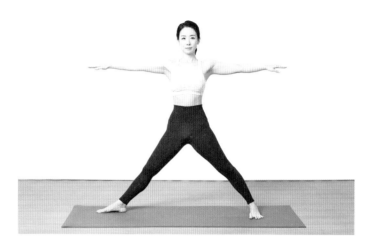

1　양쪽 다리 사이는 1m 이상 간격을 유지한 채
　(앞 자세와 같은 너비) 오른발을 오른쪽으로 90
　도 돌리고 왼발은 그대로 앞을 본다.
2　숨을 마시며 양팔을 좌우로 넓게 펼치고 오른
　쪽을 바라본다.

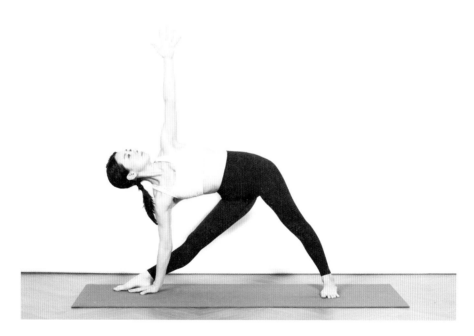

1　숨을 내쉬며 오른발을 바라보며 오른쪽으로 상체를 숙인 후 왼손은 위로 뻗어 올린다.
2　오른손으로 오른발 앞의 바닥을 짚는다. 오른쪽 골반을 왼쪽으로 밀고 허리부터 정수리까지는 오른
　쪽을 향해 길게 늘인다.
3　오른쪽 손으로 바닥을 밀어 가슴을 들고 상체가 하체보다 앞으로 쏟아지지 않도록 수평을 유지한다.
4　배꼽, 가슴, 시선 순서대로 위를 향해 젖히고 왼손을 응시한다.
5　양쪽 발가락을 활짝 펴고 발바닥의 세 꼭짓점으로 바닥을 깊게 누르며, 양쪽 허벅지 안쪽이 서로 멀
　어지도록 바깥쪽으로 회전한다.

6 양쪽 날개뼈를 허리 방향으로 당겨 어깨와 귀가 멀어지도록 하고 목을 길게 늘인다.

7 앞쪽 갈비뼈가 밖으로 벌어지지 않도록 아랫배와 함께 수축하고, 오른쪽 엉덩이를 아래로 회전하며 끌어 내린 후 앞으로 민다.

8 양팔을 서로 멀리 떨어뜨리고 온몸을 넓게 확장하며 5회 내외로 호흡한다.

9 숨을 마시며 상체를 일으킨다.

↻ **반대 방향도 동일하게 실행한다.**

주의 사항 | 오른쪽으로 몸이 숙여진다고 해서 모든 무게가 오른쪽 다리로만 실리는 것이 아니다. 상체가 오른쪽으로 가면 하체는 왼쪽으로 밀어 서로 상반된 힘에 의해 중심은 항상 가운데에 있게 한다. 혹시 무릎에 무게가 과하게 실리지 않았는지 살펴보고 무릎이 꽉 채워진 느낌이 든다면 느슨하게 풀어준다.

몸이 뻣뻣하여 어렵다면

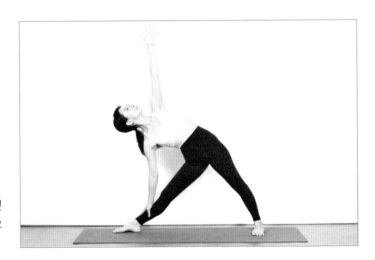

손이 바닥에 닿지 않는다면 정강이나 발목을 짚는다. 오른쪽 무릎 안쪽이 지나치게 당긴다면 오른쪽 무릎을 살짝 구부린다.

16 피라미드 자세(파르스보타나 아사나)

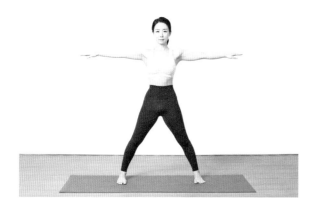 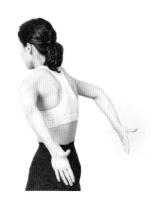

1   삼각 자세에서 바로 연결한다. 숨을 마시며 오른쪽으로 상체를 일으키고 왼발을 안으로 돌려 양발을 11자로 놓는다. 이때 다리 간격을 바로 앞 자세(삼각 자세)보다 조금 좁힌다.
2   양팔을 넓게 펼친 상태로 숨을 내쉬며 양쪽 어깨를 앞쪽 아래로 회전시킨다.
3   손바닥이 바깥쪽으로 계속 회전하고 팔꿈치를 안으로 구부려 양쪽 손끝을 등 뒤로 모은다.

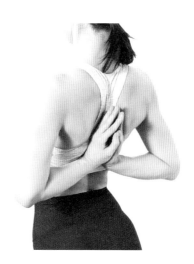

새끼손가락 바깥쪽이 척추 가운데에 닿게 하고 양쪽 손바닥을 서로 붙여서 손끝이 목을 향하도록 최대한 밀어 올린다.

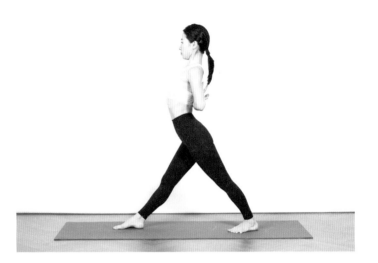

1 오른쪽으로 몸을 돌린 후 오른발은 정면으로 놓고 왼발은 안쪽 방향으로 45도 정도 돌린다. 이때 발 사이 간격은 삼각 자세보다 조금 좁힌다.

2 숨을 마시며 가슴을 위로 확장하고 날개뼈 사이를 모아 어깨를 뒤로 연다.

3 꼬리뼈를 바닥 방향으로 말아 내려 허리가 아치로 꺾이지 않도록 한다.

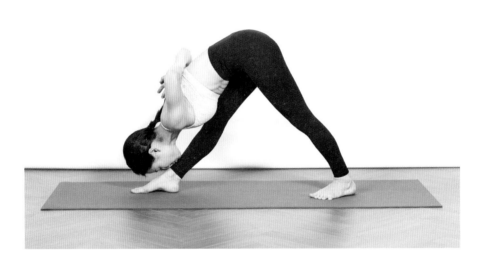

1 숨을 내쉬며 골반을 굽혀 오른쪽 다리를 향해 상체를 숙이고 아랫배부터 가슴, 턱 순서대로 허벅지와 밀착시킨다.

2 척추를 앞으로 길게 뻗고 아랫배는 허리 방향으로 수축하며 엉덩이는 뒤로 민다.

3 양쪽 골반의 높이를 수평으로 맞추고 양쪽 발에 힘을 동일하게 실어 바닥을 단단히 누른다.

4 양쪽 허벅지 안쪽에서 바깥쪽으로 회전하는 힘을 균등하게 사용하면 무릎이 안으로 말리는 것을 방지하고 골반의 균형을 맞출 수 있다.

5 어깨와 귀가 멀리 떨어지도록 윗등 근육을 허리 쪽으로 당긴다.

6 오른쪽 다리 뒷면의 자극을 바라보며 5회 내외로 호흡한다.

7 숨을 마시며 상체를 들어 올리고, 숨을 내쉬며 몸을 뒤로 돌린다.

🔄 **반대쪽도 동일하게 실행한다.**

숨을 마시며 상체를 들어 올리고, 오른쪽으로 몸을 돌려 발을 11자로 놓고 숨을 내쉬며 손을 풀어 허리에 얹는다.

주의 사항 | 골반의 높이가 틀어진 채 실행하게 되면 무게가 앞다리로만 실리면서 고관절과 무릎 관절에 무리를 줄 수도 있다. 깊게 전굴하는 것보다 더 중요한 부분은 골반을 수평으로 놓는 것이다.

TIP | 이 자세의 올바른 자극점은 다리 뒷면이다. 척추를 펴기 위해 무릎을 너무 많이 구부리게 되면 다리 뒷면의 자극이 사라질 수도 있다. 집중해서 자극 부위를 관찰해보고 다리 뒷면이 당기는 자극을 느낄 만큼만 무릎을 구부린다.

등 뒤에서 합장하기 어렵다면

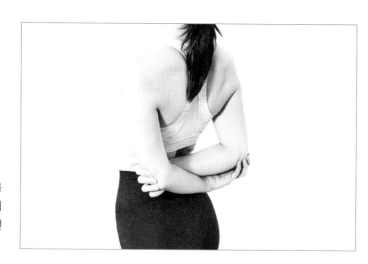

어깨 주변이 많이 경직되어 있다면 양쪽 손바닥을 등 뒤에서 붙이기가 어렵고, 어렵게 붙이더라도 어깨 주변 근육과 손목에 통증이 올 수 있다. 힘들 땐 양손을 풀고 서로 반대편 팔꿈치를 잡는다.

등이 둥글게 말리거나
다리가 지나치게 당긴다면

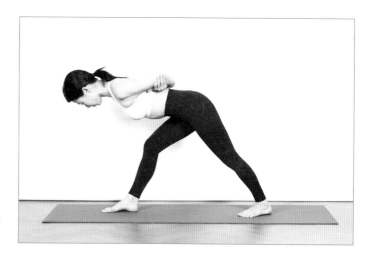

오른쪽 무릎을 구부리고 척추를 곧게 편다. 다리 뒤의 당기는 자극에 집중하며 가능한 만큼만 상체를 숙인다.

17 무릎 굽힌 삼각 자세(웃티타 파르스바코나 아사나)

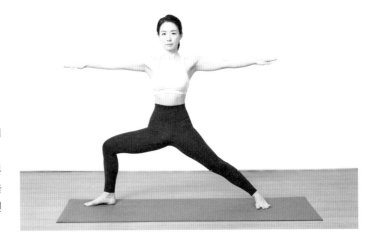

1 피라미드 자세보다 다리를 조금 더 넓게(1m 이
   상) 벌린다.
2 숨을 마시며 양팔을 좌우로 넓게 펼치고 오른
   발을 오른쪽으로 90도 돌린 후 오른쪽 무릎을
   직각으로 구부린다. 이때 왼발은 여전히 정면
   을 보는 상태이다.

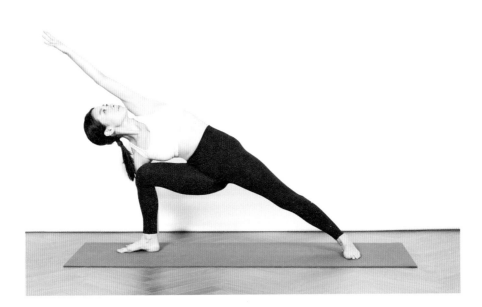

1 숨을 내쉬며 오른손을 오른발 바깥쪽에 놓고 바닥을 누른다.
2 왼팔은 귀 옆으로 길게 뻗어 왼쪽 몸의 측면을 늘이며 가슴을 위로 비틀 듯이 돌리고 시선은 왼팔을
   따라가 손끝을 본다.
3 오른쪽 무릎이 앞으로 쏟아지지 않도록 바깥쪽으로 밀어 겨드랑이에 밀착한다. 이때 오른쪽 발로 바
   닥을 밀어 오른쪽 고관절로 쏟아질 수 있는 무게를 허벅지와 엉덩이로 이동시킨다.
4 날개뼈를 허리 방향으로 당겨 귀와 어깨가 멀어지게 하고 오른쪽 엉덩이를 바닥 쪽으로 회전하듯 말
   아 내려 엉덩이가 들리거나 뒤로 빠지지 않도록 한다.
5 아랫배를 허리 방향으로 오목하게 수축하고 왼쪽 발날 바깥 부분이 들리지 않도록 바닥을 강하게 누
   른다.

6 　왼쪽 발날 바깥쪽부터 왼쪽 손끝까지 길게 늘이며 5회 내외로 호흡한다.

7 　숨을 마시며 무릎을 펴고 상체를 일으킨다.

↻ **반대 방향도 동일하게 실행한다.**

숨을 마시며 무릎을 펴고 상체를 세워 양발을 11자로 놓고 숨을 내쉬며 양손을 허리 위에 얹는다.

TIP | 이 자세를 왜 수련하는지 알기 위해서는 자신의 몸을 지속적으로 관찰해야 한다. 허벅지와 엉덩이 근육이 무게를 받치느라 수축하여 약간 뻐근한 느낌이 들고 왼쪽 발끝에서 왼쪽 손끝까지 측면이 확장 되고 길어지는 느낌을 관찰할 수 있다. 고관절이 밖으로 열리며 허벅지 안쪽이 자극된다. 몸 구석구석을 세심히 관찰하며 자극되는 부분들이 어디인지 느껴보자.

주의 사항 | 무릎이 90도 이상 과하게 구부러질 경우 무게가 무릎 관절에 실려 통증을 유발할 수 있다. 무게는 관절이 아닌 허벅지 근육과 엉덩이, 발바닥에 두어야 하고 아랫배를 조여 가운데에서 균형을 잡 는다.

손바닥이 바닥에 닿지 않다면

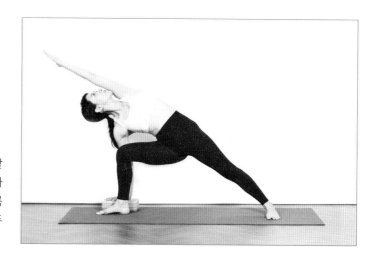

자신의 몸에 맞게 블록의 높이를 조절하여 발 바깥 쪽에 놓고 짚는다. 엉덩이가 뒤로 빠지지 않아야 하 며 등을 뒤로 당겨 가슴 앞이 확장되게 한다. 블록 이 너무 낮다면 세로로 높이 세워놓고 짚거나 두 개를 사용해도 좋다.

18 전사 자세 A(바라바드라 아사나 A)

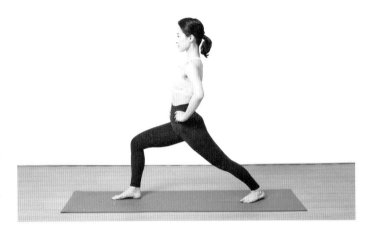

1 오른쪽으로 몸을 돌리고 오른발은 정면, 왼발은 안으로 45도 정도 돌려놓는다.
2 오른쪽 무릎을 90도로 구부리고 왼쪽 발날 바깥쪽은 뒤로 강하게 뻗는다.

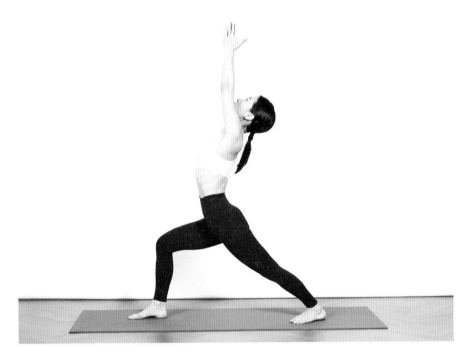

1 숨을 마시며 양팔을 위로 뻗어 올려 양쪽 손바닥을 붙이고 고개를 젖혀 엄지손가락을 응시한다.
2 어깨와 귀가 멀어지도록 양쪽 날개뼈를 끌어 내리고 가슴은 위로 확장하며, 손바닥 바깥쪽을 서로 지그시 누른 채 위로 밀어 올린다.
3 아랫배는 오목하게 수축하고 앞쪽 갈비뼈를 등 쪽으로 조인다.
4 꼬리뼈를 바닥으로 말아 내리고 왼쪽 다리를 힘껏 뒤로 뻗어 발날 바깥쪽이 들리지 않게 한다.
5 오른쪽 골반은 뒤로 밀고, 왼쪽 골반은 앞으로 당겨 양쪽 골반을 평행하게 맞추며 5회 내외로 호흡한다.

6 숨을 마시며 무릎을 펴 몸을 완전히 뒤로 돌린다.

↻ **반대 방향도 동일하게 실행한다.**

숨을 마시며 무릎을 펴 오른쪽으로 몸을 돌려 양발을 11자로 놓고 숨을 내쉬며 손을 허리에 얹는다.

TIP | 양쪽 골반을 평행하게 맞추는 것은 상당히 어렵다. 몸이 많이 흔들린다면 첫 번째 사진의 자세(84 페이지)와 같이 양손으로 허리를 짚고 발바닥부터 힘주어 누르는 연습을 하자. 또 오른쪽 무릎을 구부리는 게 어렵다면 90도가 아니어도 좋으니 조금씩 구부리며 연습한다. 이때 뒤로 뻗은 다리의 종아리와 아킬레스건 주변, 고관절 안쪽과 허벅지 앞쪽의 자극이 느껴질 정도로 스트레칭 강도를 조절해본다.

목이 불편하다면

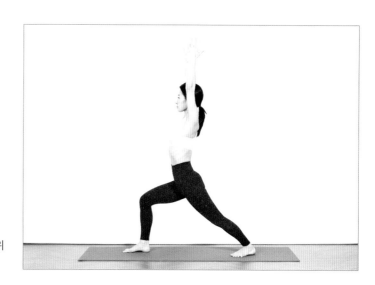

손바닥을 서로 떨어뜨려 양팔을 11자로 놓은 채 위로 뻗고 시선은 정면을 응시한다.

19 무릎 굽혀 비튼 삼각 자세(파리브르타 파르스바코나 아사나)

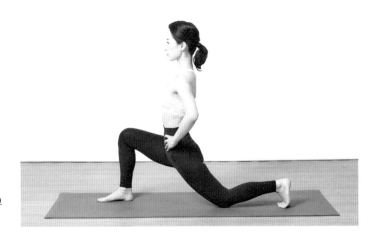

오른쪽으로 몸을 돌려 오른쪽 무릎을 90도로 구부리고 왼쪽 무릎은 바닥에 댄다.

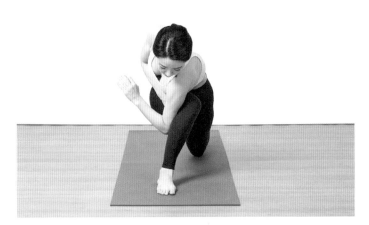

1 숨을 마시며 오른손으로 오른쪽 허벅지를 왼쪽으로 밀어 살짝 쓰러트린다.

2 왼쪽 어깨 바깥쪽을 오른쪽 허벅지 바깥쪽으로 깊게 끼운다. 이때 가능하면 왼쪽 가슴도 오른쪽 허벅지 밖에 걸쳐질 정도로 깊게 끼운다.

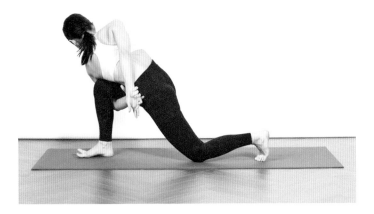

호흡은 자연스럽게 이어간다. 왼팔로 오른쪽 다리를 밀어내며 몸을 오른쪽으로 비틀고 오른쪽 허벅지 아래로 왼쪽 팔꿈치를 돌려 넣어 등 뒤에서 왼손으로 오른쪽 손목을 잡는다.

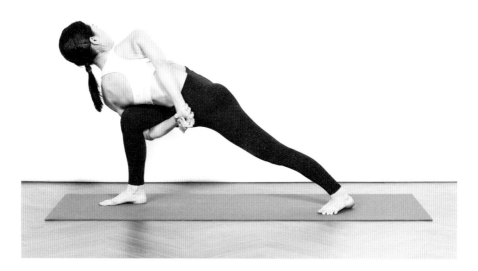

1 숨을 내쉬며 오른쪽 허벅지를 바깥쪽으로 밀어 바르게 세운 후 가슴을 들어 올려 뒤로 젖힌다. 이때 시선은 위를 향하고 왼손으로는 오른팔을 뒤로 당겨 어깨를 연다.

2 왼쪽 다리를 펴 뒤로 강하게 뻗으며 발날 바깥쪽으로 바닥을 단단히 누른다.

3 오른쪽 골반을 뒤로 밀어서 좌우 허리 길이를 같게 하고 골반 수평을 유지한다.

4 날개뼈를 허리 방향으로 당겨 어깨와 귀가 멀어지게 하고 아랫배를 오목하게 수축한다.

5 5회 내외로 호흡한다.

6 숨을 마시며 팔을 풀고 무릎을 펴 왼쪽으로 몸을 돌리며 일어나 처음 선 자세로 돌아간 뒤 몸을 한 번 더 왼쪽으로 돌린다.

↻ **반대 방향도 동일하게 실행한다.**

TIP | 오른쪽 허벅지는 밖으로 미는 힘, 왼팔은 그 허벅지를 안으로 미는 힘으로 서로 상반된 힘을 적용하면 좀 더 안정적으로 중심을 잡을 수 있게 되고 더 깊게 비틀 수 있다. 만약 이 균형이 깨져서 어느 한 쪽의 힘이 더 강해진다면 자세가 무너질 것이다. 숨을 마실 때는 척추를 앞뒤로 더 늘이며 몸통을 확장하고 숨을 내쉴 때 좀 더 깊게 비튼다. 호흡에 의해 몸이 따라가는 느낌으로 리듬감 있게 움직인다면 비틀기가 좀 더 편해질 것이다.

주의 사항 | 단단한 몸보다는 몸이 부드러운 상태일 때의 움직임이 좀 더 편하다. 많이 비틀고 싶은 마음에 근육에 과도한 힘을 주면 오히려 호흡이 가빠지고 몸 전체가 경직되면서 부상이 올 수 있다. 토대(발바닥)는 단단히 바닥을 누르고 아랫배와 괄약근에는 호흡의 리듬에 맞춰 힘의 강약을 조절한다. 비트는 순간 상체 근육과 어깨에는 힘을 빼고 부드럽게 회전해야 한다.

자세를 하기가 어렵다면

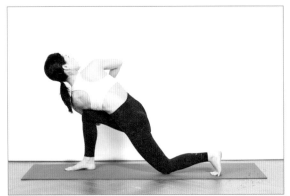 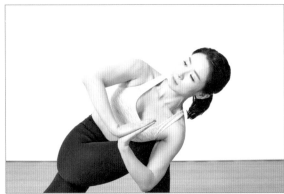

다리를 펴기가 어렵다면 왼쪽 무릎을 구부려 바닥에 내려놓는다. 등 뒤에서 양손을 잡기가 어렵다면 양쪽 손바닥을 서로 붙인 합장 자세로 연습한다. 최대한 왼팔을 오른쪽 허벅지 바깥쪽에 끼워 넣고 그 팔로 다리를 밀며 상체를 비튼다.

20 화환 자세(말라 아사나)

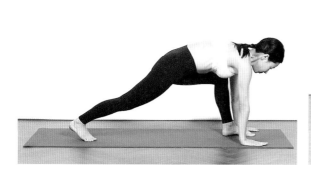

1 무릎 굽혀 비튼 삼각 자세에서 바로 연결한다.
2 고개를 바닥 방향으로 돌리고 팔을 풀어 양손으로 왼발 앞을 짚는다.

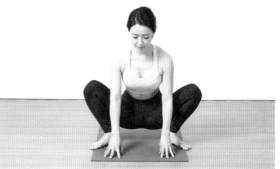

1 오른발을 앞으로 옮긴 후 발의 간격을 골반 너비 또는 그보다 조금 넓게 벌린다.
2 발끝을 45도 바깥쪽으로 돌린 후 쪼그려 앉는다.
3 가능하다면 발 간격을 최대 10cm까지 좁히고 힘든 경우 처음과 같이 골반 너비를 유지한다.

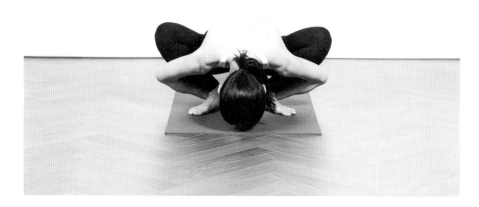

1 발 전체로 바닥을 깊게 눌러 몸이 흔들리지 않게 한다.
2 고관절과 무릎을 밖으로 열고 다리 사이로 상체를 숙인 후 양팔을 종아리 뒤로 감아 손으로 발목 뒤를 잡는다.
3 숨을 마시며 발로 바닥을 깊게 누르고 척추를 위로 길게 늘인다.
4 숨을 내쉬며 몸의 뒷면을 밖으로 둥글게 말고 이마를 바닥으로 내린다.
5 꼬리뼈는 바닥으로 내려 앞으로 당기고 척추는 둥근 곡선을 그리며 아랫배를 허리 쪽으로 깊게 수축한다.

6   몸의 뒷면을 전체적으로 늘이고 상대적으로 몸의 앞면은 수축한다. 이때 날개뼈를 허리 방향으로 끌어 내려 귀와 어깨를 멀리 떨어뜨리고 양팔의 뒷면은 무릎이 앞으로 쏟아지지 않도록 뒤로 민다.

7   발날 바깥쪽에 힘을 주어 무릎과 골반이 앞으로 쏟아지지 않게 하고 자극이 오는 부위에 집중하며 5회 이상 호흡한다.

8   숨을 마시며 상체를 들어 올린 후 손을 푼다.

TIP | 허벅지 안쪽과 골반 안쪽으로 강한 자극 또는 개운함이 느껴질 것이다. 고관절의 통증이 있거나 생리통이 있다면 이 자세를 꾸준히 수련함으로써 도움을 받을 수 있다.

상체를 숙이거나
쪼그려 앉기가 잘 되지 않는다면

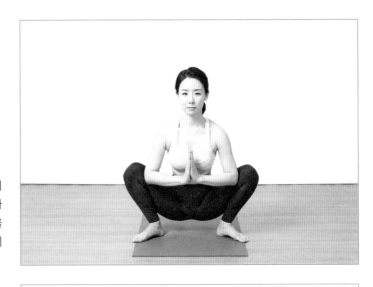

이 자세가 어렵게 느껴진다면 상체를 말아 내리지 않아도 된다. 팔꿈치를 무릎 안에 대고 양쪽 손바닥을 붙여 합장한 후 좌우로 밀어내며 골반 안쪽을 스트레칭한다. 이때 꼬리뼈는 바닥으로 말아 내리고 척추를 길게 위로 늘인다.

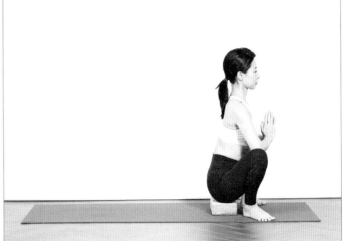

발목이 굳었거나 아킬레스건이 짧은 사람은 균형을 잡기가 힘든 자세이다. 블록을 엉덩이 아래에 두고 그 위에 앉아서 자세를 실행해본다.

<u>21</u>   두루미 자세(바카 아사나)

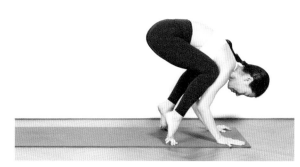 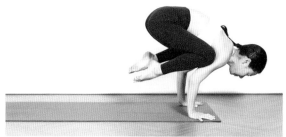

1 화환 자세에서 바로 연결한다. 양손으로 바닥 앞쪽을 어깨너비로 벌려 짚고 무릎을 팔의 가장 윗부분에 걸친다.

2 엉덩이를 높게 들고 발끝으로 바닥을 앞으로 밀면서 발에 있던 무게를 서서히 어깨로 이동시킨다.

1 손목과 팔꿈치가 90도가 될 때 무게 중심이 완전히 앞으로 쏠리게 되고 이때 발끝을 바닥에서 들어 올린다.

2 발끝을 엉덩이 쪽으로 당겨 올리고 손으로 강하게 바닥을 민다.

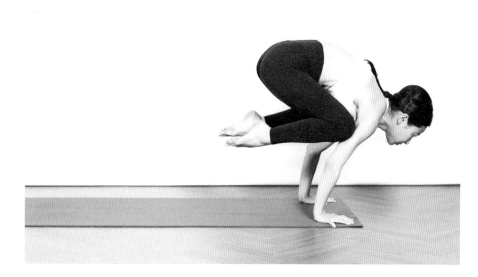

1 손바닥 전체로 바닥을 최대한 강하게 밀어 가능한 만큼 팔을 곧게 편다.

2 아랫배를 좀 더 강하게 수축하며 등을 위로 최대한 둥글게 말아 올린다.

3 허벅지 사이를 조이면 엉덩이가 더 높이 올라간다.

4 어깨를 좌우로 펴고 가슴을 확장한다. 시선은 바닥 앞쪽을 향하며 5회 내외로 호흡한다.

5 숨을 내쉬며 발을 바닥에 내려놓는다.

TIP | 지금까지의 자세 중 가장 강한 복부의 힘이 필요한 자세이다. 이 복부의 힘을 '웃디야나 반다'라고 부른다. 몸의 무게를 유지해줄 힘은 바닥을 강하게 미는 팔과 어깨에서도 나오지만, 엉덩이를 위로 들어 올려주는 복부에서 더 강력하게 나온다. 자세를 유지하는 동안, 또 자세가 끝난 후 복부의 힘이 충분히 쓰였는지(조여졌는지)를 느껴보자.

주의 사항 | 손가락을 부채처럼 펼치고 바닥을 움켜쥐는 힘과 밀어내는 힘을 동시에 써야 한다. 손바닥 아랫부분에만 무게가 실리면 쉽게 손목이 아플 수 있다. 손바닥 사용법의 좀 더 상세한 설명은 158페이지를 참고한다.

어깨의 힘이 부족하다면

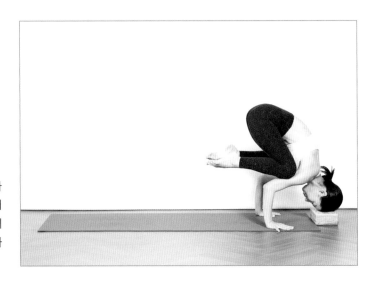

힘 조절에 실패하면 앞으로 넘어질 수 있으니 이마 아래에 블록을 놓고 시도한다. 처음에는 몸을 들어 올리는 힘이 부족하므로 블록에 내려놓은 이마에 묵직한 무게가 느껴질 수 있다. 손으로 바닥을 강하게 밀어 서서히 이마를 가볍게 해보자.

22 아기 자세(발라 아사나)

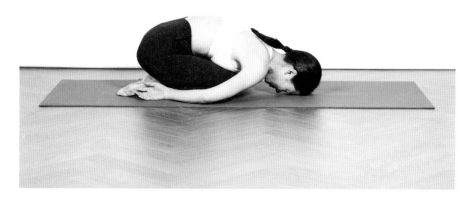

1 이마를 바닥에 대고 엉덩이는 발뒤꿈치에 닿게 한 후 등을 둥글게 말아 웅크린 자세를 만든다.

2 양쪽 어깨와 팔을 바닥으로 툭 떨군 뒤 몸에 힘을 빼고 편하게 휴식한다.

3 두루미 자세는 강한 근력을 요구하는 자세이므로 끝나고 나면 호흡이 가빠져 있을 것이다. 다음 자세로 전환하기 전에 빨라진 호흡과 심장 박동을 안정시켜본다.

4 5회 내외로 호흡한다.

엉덩이가 발에 닿지 않고 들린다면

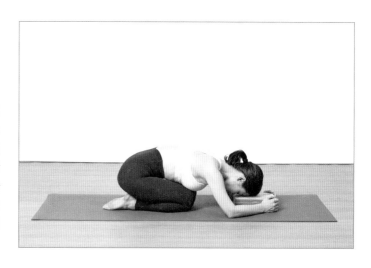

허벅지 앞면과 고관절 주변이 굳어 있다면 엉덩이가 공중에 들리며 발뒤꿈치에 닿지 않을 수 있다. 몸통이 두꺼운 경우에도 이러한 현상이 생길 수 있다. 블록을 이마 아래에 두고 팔로 블록을 감싸 안아 웅크린 자세를 만들어보자. 이마의 높이가 올라가면 엉덩이가 좀 더 내려가게 되고 안정적인 자세를 만들 수 있다. 블록의 개수는 상황에 따라 조절한다.

23   머리 서기(시르사 아사나)

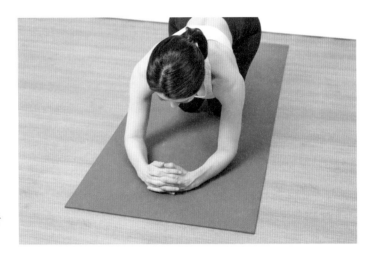

상체를 들어 올린 후 팔꿈치를 어깨너비로 벌려 팔
아랫부분을 바닥에 대고 양손은 깍지를 낀다.

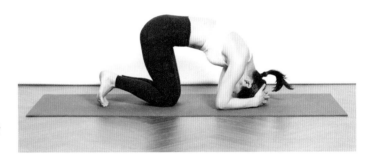

세워놓은 손바닥 앞쪽 바닥에 정수리를 대고 손바
닥으로 뒤통수를 감싼다.

1   숨을 마시며 발끝을 세우고 무릎을 곧게 편
    후 한 걸음씩 얼굴 방향으로 걸어 들어가 엉
    덩이를 높이 치켜든다.
2   숨을 내쉬며 아랫배를 수축하고 계속 걸어 들
    어간다. 발이 얼굴 가까이 갈수록 복부 주변의
    힘이 더 강하게 느껴질 것이다.
3   팔꿈치와 팔 아랫면으로 바닥을 단단히 눌러
    바닥에서 들리지 않도록 한다.

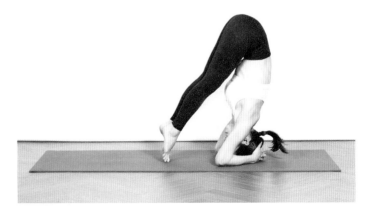

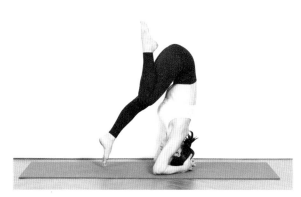
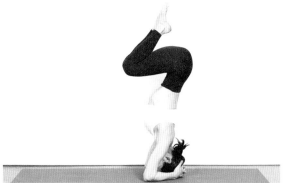

1   자연스럽게 호흡을 반복하며 엉덩이가 어깨선을 지나 뒤로 넘
     어가는 느낌이 들 때까지 걸어 들어간다.

2   한쪽 무릎을 구부려 허벅지와 복부를 밀착하고 나머지 한 발
     로 바닥을 민다. 이때 점프하지 않는다.

두 발이 바닥에서 들어 올려지는 순간 복부의 힘으로 허리를 펴고
양쪽 무릎을 구부려 서서히 골반 앞부터 펴 올린다.

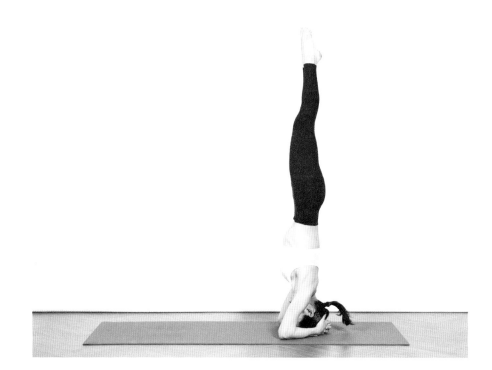

1   양쪽 다리를 위로 길게 뻗어 올린다. 이때 뒤로 빠졌던 엉덩이를 앞으로 밀어 어깨와 일직선으로 놓
     아야 몸의 균형이 맞는다.

2   목이 눌리지 않도록 양쪽 팔꿈치와 팔 아랫면으로 바닥을 밀어내며 윗등을 허리 방향으로 끌어당겨
     어깨와 귀를 멀리 떨어뜨린다. 무게가 실리는 곳은 머리보다는 팔이다.

3   앞쪽 갈비뼈와 아랫배를 등 방향으로 수축하고 꼬리뼈를 안으로 말아 넣어 허리가 아치로 꺾이지 않
     게 한다.

4   양쪽 다리를 붙이고 발끝을 위로 밀어 키가 커지는 듯한 감각에 집중하며 20회 내외로 길게 호흡한다.

5   숨을 내쉬며 올라갔던 순서대로 발을 내려놓고 몸을 웅크린다.

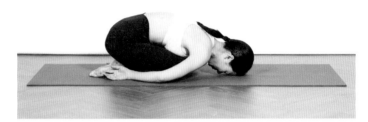

이마를 바닥에 대고 양팔을 툭 떨군 뒤 5회 이상 호흡하며 편하게 휴식한다(93페이지, 아기 자세).

**머리 서기가 아직
익숙하지 않은 수련자라면**

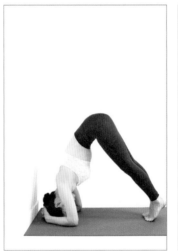
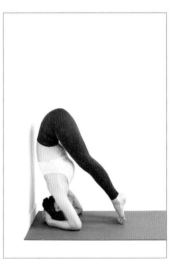

1　초보자는 넘어질 경우를 대비해 벽을 이용해 연습한다.
2　벽에서 5cm 정도 떨어진 곳에 양손으로 깍지를 끼고 팔 아랫부분을 바닥에 내려놓는다.
3　정수리를 바닥에 대고 뒤통수는 손바닥으로 감싼 후 팔로 바닥을 단단히 민다.
4　발끝을 세워 서서히 얼굴 방향으로 걸어 들어가며 엉덩이를 위로 밀어 올린다.

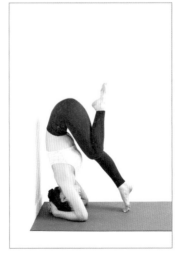
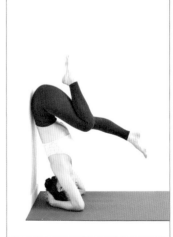

1　최대한 발끝이 세워지고 엉덩이가 어깨선을 지나 뒤로 넘어가는 느낌이 들 때, 복부에 힘을 주고 양팔로 바닥을 밀면서 한 다리를 접어 허벅지와 복부를 붙인다.
2　나머지 한 발로 바닥을 지그시 밀어 두 발이 공중에 뜨면 엉덩이를 뒤로 빼 벽에 살짝 붙인다.

1   구부린 다리의 발바닥을 먼저 벽에 댄다. 발은 엉덩이에서 한 뼘 떨어진 곳에 놓고 발바닥으로 벽을 밀어 엉덩이를 벽에서 뗀다.

2   이어서 나머지 발도 나란히 벽에 댄다. 무릎은 90도 정도로 유지하고 몸의 앞면을 곧게 편다.

3   팔로 바닥을 강하게 밀어 정수리의 압박을 줄이고 아랫배를 수축해 허리가 아치로 꺾이지 않게 한다.

4   발바닥이 벽에 닿아 있기는 하지만 균형을 잡아주는 정도이고 무게를 감당하는 곳은 팔이며 곧 어깨 근력이다. 이 상태를 유지하며 어깨 힘을 기른다.

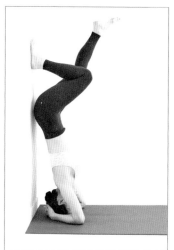
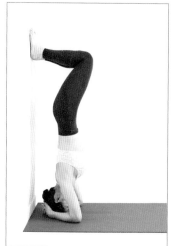

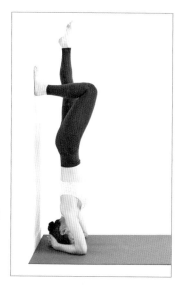

1   한쪽 발바닥만 벽에 대고 나머지 한 다리는 위로 뻗어 올려 정수리부터 발끝까지 수직 상태를 만든다.

2   한쪽 다리씩 번갈아 균형 잡는 연습을 해본다.

3   올라간 순서대로 내려간 후 머리를 들지 말고 아기 자세로 휴식한다.

주의 사항 | 벽에 대고 연습할 경우 무게를 팔의 힘으로 지탱하는 것이 아닌, 벽에 기대 의지하는 상황이 될 수 있다. 벽은 올라가는 과정에서 뒤로 구르지 않게 도와주는 수단이다. 벽에 발을 살짝 대더라도 몸의 전체는 바닥과 수직인 상태여야 한다. 또 어깨와 복부의 힘이 있어야 가능한 자세이므로 만약 어깨의 힘이 부족해 정수리가 과하게 눌리거나 목이 압박된다면 위험할 수 있으니 자세를 중단한다. 특히 목은 쉽게 부상을 입을 수 있는 부위이다. 목에 통증이 있거나 위치가 틀어져 있는데도 머리 서기를 하고 싶다는 의욕만으로 접근해서는 안 된다. 쉬운 자세로 수련을 시작하고, 가급적이면 노련한 교사의 지도를 직접 받으며 수련하는 것을 추천한다.

하타 요가 시퀀스 2

1. 코브라 자세

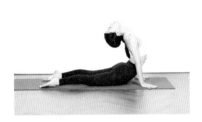

2. 아래를 향한 개 자세

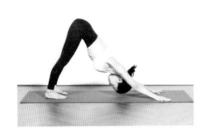

3. 한 발 비둘기 자세-후굴

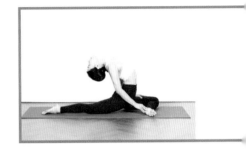

7. 위를 향한 활 자세

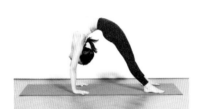

8. 위를 향한 활 자세- 올라가기와 내려가기

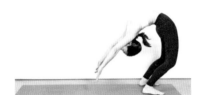

9. 구르기

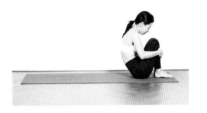

13. 한 다리 세운 자세-비틀기

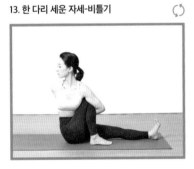

14. 한 발 든 어깨 서기

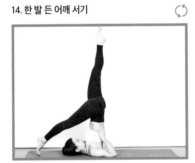

15. 위를 향한 연꽃 자세

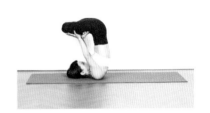

19. 송장 자세

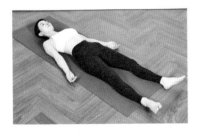

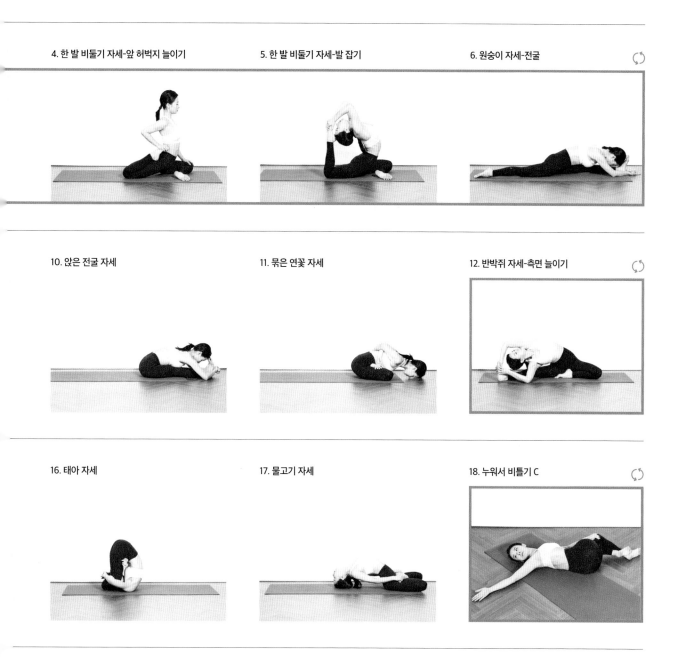

4. 한 발 비둘기 자세-앞 허벅지 늘이기

5. 한 발 비둘기 자세-발 잡기

6. 원숭이 자세-전굴 ↻

10. 앉은 전굴 자세

11. 묶은 연꽃 자세

12. 반박쥐 자세-측면 늘이기 ↻

16. 태아 자세

17. 물고기 자세

18. 누워서 비틀기 C ↻

<u>01</u>　코브라 자세(부장가 아사나)

1 배를 바닥에 대고 엎드린 후 이마를 바닥에 대고 양손으로 가슴 옆을 짚는다.
2 양쪽 날개뼈를 허리 방향으로 당겨 어깨와 귀가 멀어지게 하고 팔꿈치를 옆구리 옆에 붙인다.
3 양쪽 다리는 골반 너비로 벌리고 발목을 11자로 놓는다.

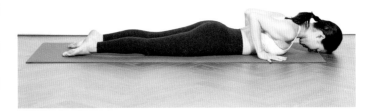

1 발등으로 바닥을 눌러 다리를 고정하고 꼬리뼈를 아래로 말아 내려 허리 아랫부분의 압박감을 줄인다.
2 숨을 마시며 손으로 바닥을 밀어 팔꿈치를 90도 이상 펴고 가슴을 둥글게 위로 들어 올린다.
3 아랫배를 허리 방향으로 오목하게 수축하고 가슴을 확장한다.

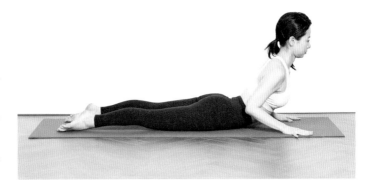

1 가능하다면 팔을 완전히 펴 상체를 더 높이 들어 올리고 허벅지 앞부터 배, 가슴 앞면까지 길게 늘인다.
2 허리가 아프다면 팔을 다시 구부려 상체 높이를 낮추고, 꼬리뼈를 바닥으로 더 깊게 말아 내려 허리 아랫부분이 조여지지 않게 한다.

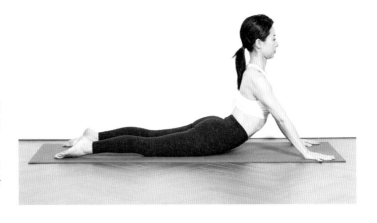

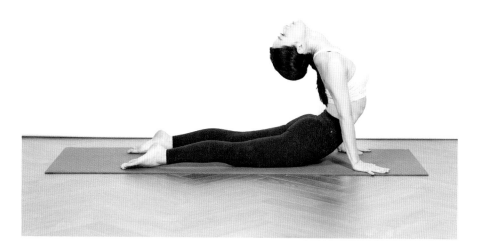

1   가능하다면 손을 좀 더 골반 쪽으로 당겨 짚은 후 바닥을 깊게 밀어 팔을 펴고 배꼽 아래부터 가슴까지 길게 늘인다. 이때 척추를 위로 길게 늘이는 것이 먼저이며 그 후 몸의 앞면을 바깥쪽 방향으로 원을 크게 그리며 뒤로 젖힌다.

2   이 과정에서 턱은 쇄골 쪽으로 당기고 가슴이 충분히 열릴 때까지 기다린다.

3   허리 아랫부분이 압박되지 않도록 괄약근을 조이고 꼬리뼈를 바닥으로 말아 내린다.

4   발끝부터 이마까지 몸의 앞면 전체가 늘어나고 상대적으로 몸의 뒷면은 수축된다. 그러나 그 수축이 과한 조임은 아니며 가능한 한 몸의 뒷면에도 공간이 느껴져야 불편하지 않다.

5   양쪽 날개뼈를 서로 가깝게 모으고 어깨를 낮추면 귀와 어깨 사이에 공간이 느껴진다. 이제 서서히 턱을 들어 올리며 목을 뒤로 젖힌다. 그럼에도 목뒤가 불편하다면 과하게 젖히지 않는다.

6   최소 5회에서 길게는 20회 이상 호흡하며, 가능하다면 점차 더 깊은 자세를 만들어간다.

7   숨을 내쉬며 상체를 들어 올릴 때의 역순으로 내려놓고 이마를 바닥에 댄다.

TIP | 하루 종일 앞으로 몸을 숙이고 활동하는 현대인들에게 가장 필요한 자세라고 할 수 있다. 구부정한 자세와 조여지고 비뚤어진 골반의 불균형으로 인한 다양한 통증들이 이 자세만으로도 많은 부분이 개선된다. 아주 잠깐만 실행해도 온몸에 혈액이 원활히 순환되고 개운해지며 디스크와 같은 척추 질환을 예방하고 또 좋아지게 할 수 있다.

주의 사항 | 뒤로 몸을 젖히는 후굴 자세에서 가장 많이 겪는 부작용은 허리의 통증과 목 뒷면의 불편함이다. 몸 전체를 늘이지 못하고 허리와 목 뒷부분이 경첩처럼 좁아진 상태로 꺾이게 될 때 근육과 신경이 눌려 통증이 발생한다. 수축하는 부분보다는 확장하고 늘이는 부분에 먼저 집중해야 하고 최대한 늘인 후 몸을 뒤로 젖힐 때에도 수축되는 부분들에 호흡을 불어넣어서 공간이 유지될 수 있도록 노력한다. 이때 괄약근과 아랫배를 조이는 힘은 부상을 예방하는 아주 중요한 요소이니 잊지 않도록 한다.

허리가 꺾여 통증이 있다면

두 번째 또는 세 번째 사진의 자세(100페이지)에서 머무르며 깊은 호흡과 함께 몸의 감각에 집중해본다. 호흡을 길게 유지하는 것이 힘들다면 중간중간 상체를 바닥에 내려놓고 휴식한 뒤 다시 시도하는 것도 좋다.

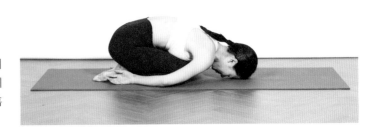

양손으로 바닥을 밀어 상체를 들어 올린 후 엉덩이를 뒤로 빼 발뒤꿈치 쪽으로 내리고 이마를 바닥에 댄 웅크린 아기 자세(93페이지)로 5회 내외로 호흡하며 휴식한다.

02   아래를 향한 개 자세(아도 무카 스바나 아사나)

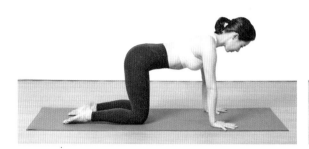 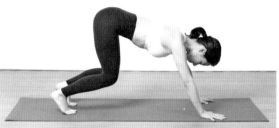

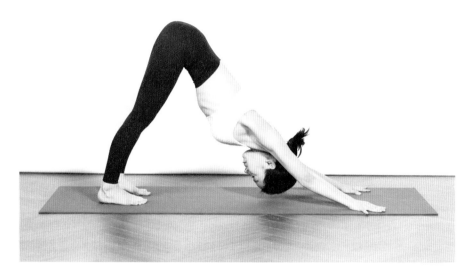

1   숨을 마시며 양손으로 앞쪽 바닥을 짚고 몸을 들어 올려 탁자 자세를 만든다.
2   숨을 내쉬며 엉덩이를 위로 들어 올리고 양쪽 다리를 곧게 펴 전신을 길게 늘인다.
3   양쪽 날개뼈를 허리 방향으로 당겨 귀와 어깨가 서로 멀어지게 하고 아랫배를 수축한다.
4   마치 개가 기지개를 켜는 듯한 자세(62~63페이지, 아래를 향한 개 자세)를 만들고 5회 내외로 호흡
    한다.

03   한 발 비둘기 자세-후굴(에카 파다 라자카포타 아사나 변형)

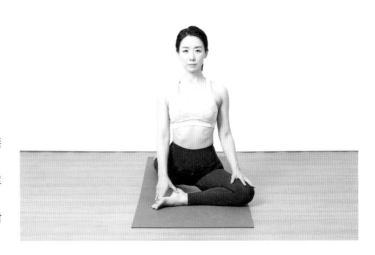

1 왼쪽 다리를 앞으로 옮겨 ㄱ자로 놓고 오른쪽 다리는 뒤로 뻗어 발등을 바닥에 댄다.

2 왼쪽 골반을 뒤로 밀고 오른쪽 골반을 앞으로 당겨 양쪽 골반을 나란히 놓는다.

3 오른쪽 허벅지 앞쪽과 오른쪽 발등으로 바닥을 깊게 눌러 양쪽 골반의 높이를 맞춘다.

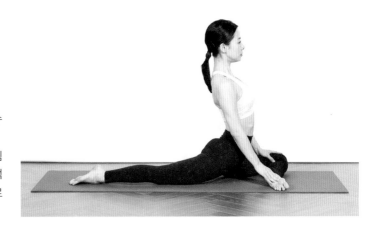

1 꼬리뼈를 바닥으로 말아 내리며 아랫배를 수축해 허리 뒷부분이 조여지지 않게 한다.

2 양쪽 발등으로 바닥을 깊게 눌러 허벅지의 힘으로 토대를 단단히 다진다. 양손은 발과 허벅지를 짚은 후 밀어서 상체를 바닥과 수직으로 세운다.

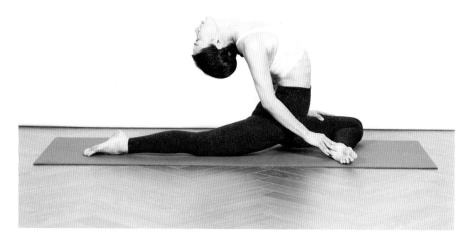

1   숨을 마시며 가슴을 위로 들어 올리고 동시에 척추도 길게 늘인다.

2   숨을 내쉬며 가슴을 먼저 뒤로 젖히고 마지막으로 목을 길게 늘여 젖힌다.

3   꼬리뼈를 바닥으로 말아 내려 허리 뒤쪽의 압박감을 줄이고 양쪽 날개뼈를 가깝게 모은다.

4   양쪽 날개뼈를 아래로 당겨 어깨와 귀가 멀어지게 하고 가슴을 최대한 바깥쪽으로 확장한다.

5   가능하면 점점 더 깊게 뒤로 젖히며 발등부터 이마까지 몸의 앞면을 전체적으로 늘인다. 이때 허리
    보다는 등을 더 깊게 젖힌다.

6   들숨에는 배꼽부터 가슴까지 길게 늘이며 확장하고, 날숨에는 등을 뒤로 조이며 가슴을 뒤로 젖힌
    다. 이렇게 호흡의 리듬에 맞추어 점차 깊은 자세를 만들어간다.

7   10회 내외로 길게 호흡한다.

TIP | 한 발 비둘기 자세(104페이지)에서 원숭이 자세(109페이지)까지는 영상과 좌우 방향이 바뀌어 설명되어
있으나 방향만 바뀌었을 뿐 실행 방법은 동일하다.

균형을 잡기 어렵다면

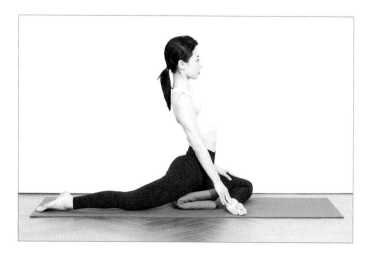

엉덩이가 많이 떠서 중심이 잡히지 않거나 당기는
자극이 너무 강해 힘들다면 담요를 왼쪽 엉덩이
밑에 두고 중심을 잡는다. 담요의 높이는 조절 가
능하다.

04 한 발 비둘기 자세-앞 허벅지 늘이기(에카 파다 라자카포타 아사나 변형)

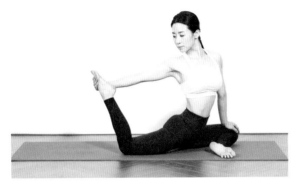

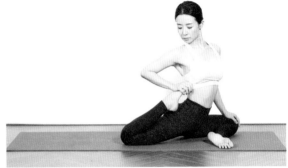

1 숨을 마시며 상체를 바로 세워 오른쪽으로 가슴을 돌린다. 이 때 골반의 위치는 그대로 유지한다.

2 오른쪽 무릎을 굽히고 오른손을 뒤로 뻗어 오른쪽 발날 안쪽을 잡는다.

1 숨을 내쉬며 오른쪽 어깨를 안으로 회전하고 팔꿈치를 위로 들어 올린다.

2 오른손으로 발등을 위에서 아래로 눌러 발뒤꿈치가 엉덩이에 닿게 한다. 이때 오른쪽 골반은 뜨지 않도록 고정한다.

3 오른쪽 허벅지 앞이 충분히 당긴다면 이 상태에서 머무른다.

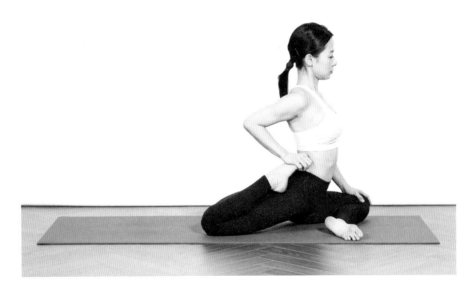

1 숨을 마시며 다시 가슴이 정면을 향하게 하고 숨을 내쉬며 오른손으로 오른쪽 발등을 좀 더 깊게 아래로 눌러 허벅지 앞면을 스트레칭한다.

2 아랫배를 뒤로 조이고 꼬리뼈를 바닥으로 말아 내려 상체의 중심을 잡고 허리 뒤의 압박감이 없도록 한다. 이때 양쪽 어깨와 골반은 수평이다.

3 왼손은 계속 왼쪽 무릎을 짚은 상태이며 손으로 무릎을 밀어 상체가 앞으로 숙여지지 않도록 돕는다.

4 5회 내외로 깊게 호흡한다.

<u>05</u> 한 발 비둘기 자세-발 잡기(에카 파다 라자카포타 아사나)

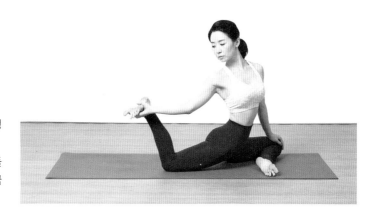

1 다시 가슴을 오른쪽으로 돌리고 오른발을 엉덩이에서 땐 후 발목을 ㄱ자로 꺾는다.
2 숨을 마시며 오른쪽 손바닥을 바깥쪽으로 돌려 위를 향하게 하고 발날 바깥쪽을 잡아 팔꿈치를 위로 돌려 올린다.

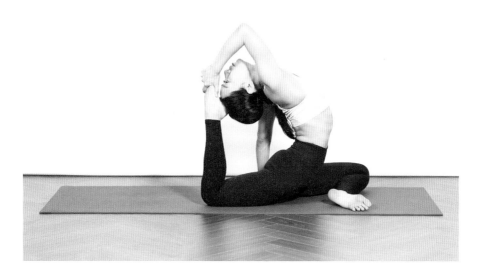

1 숨을 내쉬며 다시 가슴이 정면을 향하게 돌리고 최대한 가슴을 위로 확장해 뒤로 젖힌 후 마지막으로 머리를 뒤로 젖혀 발과 이마를 가깝게 한다.
2 왼손은 바닥을 짚고 몸이 한쪽으로 기울지 않도록 균형을 잡는다.
3 왼쪽 발등부터 허벅지 아랫부분, 엉덩이까지 바닥에 닿은 부분이 바닥을 깊게 누르고 오른쪽 허벅지 앞면도 들리지 않도록 아래로 눌러 토대를 단단히 다진다.
4 꼬리뼈를 바닥으로 깊게 말아 내리고 아랫배를 수축해 허리 뒤쪽의 아랫부분이 좁게 꺾이지 않도록 공간을 만든다.
5 오른쪽 허벅지 앞부분부터 가슴을 지나 턱까지 최대한 바깥쪽으로 크게 확장하고 윗등을 아래로 당겨 어깨와 귀를 멀리 둔다.

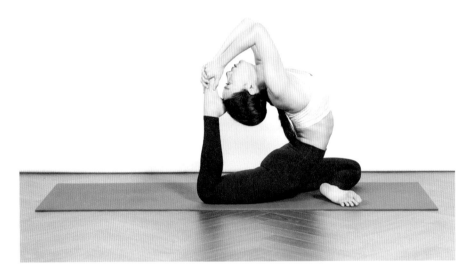

1   가능하다면 왼손을 바닥에서 떼고 양손으로 발등을 잡는다. 이때 양쪽 팔꿈치는 가깝게 붙인다.

2   들숨에는 척추를 위로 길게 늘이며 확장하고, 날숨에는 뒤로 더 깊게 젖히며 5회 내외로 호흡한다.

3   숨을 내쉬며 양손을 풀어 발을 바닥에 내려놓고, 고개와 상체를 바로 세운다.

주의 사항 | 한 발 비둘기 자세 시리즈는 긴 시간 동안 몸을 젖혀야 하는 자세이므로, 무리하면 허리에 통증이 올 수 있다. 아랫배를 조이고 꼬리뼈를 바닥으로 말아 내려서 허리 뒷부분이 지나치게 조여지지 않게 한다.

자세가 어렵게 느껴진다면

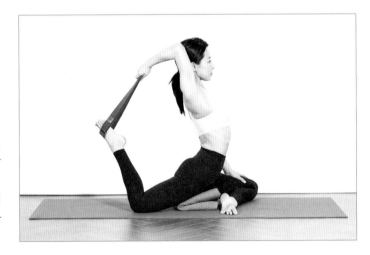

골반이 바닥에서 들려 중심을 잡는 것이 힘들다면 왼쪽 엉덩이 아래 담요를 깔고 골반을 수평으로 맞춘다.
손으로 발을 잡을 수 없다면 벨트를 발등에 걸어 잡는다. 처음에는 오른손으로 벨트를 잡고 점차 가능해지면 양손으로 잡는다.

06 원숭이 자세-전굴(하누만 아사나)

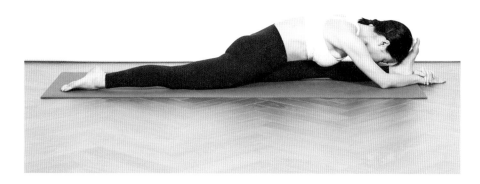

1 왼쪽 다리를 앞으로 곧게 편다.
2 양손으로 왼쪽 다리 좌우 바닥을 짚고 상체를 앞으로 숙인다.
3 골반이 틀어졌다면 엉덩이를 살짝 들어 왼쪽 골반을 뒤로 보내고 오른쪽 골반을 앞으로 당겨 좌우 허리의 길이를 동일하게 맞춘다.
4 아랫배를 조이고 꼬리뼈를 바닥으로 말아 내리며 척추를 앞으로 길게 늘인다.
5 오른쪽 발등으로 바닥을 지그시 누른다.
6 양손을 발바닥 앞으로 가져가 오른손을 바닥에 놓고 왼손을 오른쪽 손등 위에 포갠 후 이마를 정강이에 내려놓는다. 양손의 위치는 바뀌어도 무방하다.
7 5회 내외로 깊게 호흡한다.

숨을 마시며 상체를 일으켜 양손으로 바닥을 짚고 왼쪽 다리를 접어 뒤로 보낸 후 아래를 향한 개 자세(103페이지)로 돌아간다.

🔄 **한 발 비둘기 자세에서 원숭이 자세(104~109 페이지)까지 반대 방향도 동일하게 실행한다.**

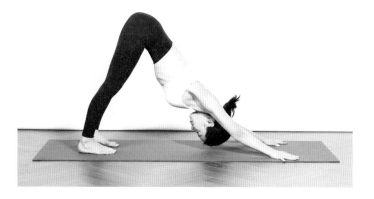

TIP | 한 발 비둘기 자세 시리즈와 원숭이 자세는 구부정한 자세로 생활하는 시간이 긴 현대인들에게는 특히 어렵게 느껴지는 자세들이다. 쉬운 자세를 충분히 해보고 자신이 가능한 자세로 실행한다. 허벅지 앞부터 골반, 허리, 등, 어깨까지 전체적으로 개운함이 느껴질 것이다. 특히 골반의 통증이 있다면 매일 실행해보자. 도구 사용은 자신에게 필요한 것만 선택해서 사용하고 불가능한 자세가 나오면 그 전 자세에서 좀 더 길게 머물러도 좋다.

주의 사항 | 잘못된 자세로 인한 통증은 참아서 될 것이 아니다. 통증이 없는 자세를 만든 후 실행해야 한다. 자세를 취하는 동안 근육의 자극이 아니라 관절에 통증이 온다면 그것 또한 자세가 잘못된 것이다. 골반이 수평으로 잘 놓였는지, 토대가 단단히 잘 고정되었는지 살펴본다. 간혹 자극과 통증을 구분하지 못하는 경우도 있다. 자극은 개운함을 동반한 아픔이며 기분이 나쁘지만은 않다. 아프다고 하더라도 개운함이 느껴진다면 일단 멈추고 호흡하며 지켜본다. 그리고 견딜 수 있을 만큼만 자극을 주며 스스로 조절해본다. 반면, 통증은 찌르거나 찢어지는 듯한 느낌이 들며 기분이 나쁘다. 이럴 경우에는 참지 말고 자세를 푼 뒤 다른 자세로 바꾸거나 통증이 없는 다른 방법을 찾아 실행해야 한다.

앞쪽 다리가 지나치게 당긴다면

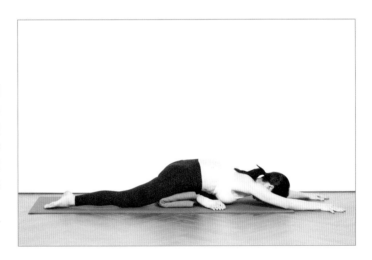

양쪽 다리를 앞뒤로 펴는 것이 어렵다면 앞쪽 다리를 구부린 채 앞으로 엎드려 한 발 비둘기 자세(104페이지)로 허벅지 바깥쪽을 자극한다. 이때 무릎이 아닌 허벅지와 엉덩이 바깥쪽에 자극이 느껴져야 하고 무릎에 무게가 실려 불편하다면 구부린 다리 쪽의 엉덩이를 뒤로 더 밀어 무게를 엉덩이 뒤로 보낸다.
골반이 바닥에서 많이 들린다면 담요를 구부린 다리 쪽 엉덩이 아래에 깔아준다.

07 위를 향한 활 자세(우르드바 다누라 아사나)

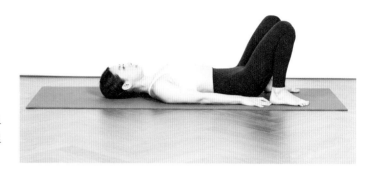

숨을 마시며 한 발 한 발 앞으로 걸어들어가 매트에 등을 대고 누운 채 발뒤꿈치를 엉덩이 근처로 당겨놓고 무릎을 바닥과 수직으로 세운다.

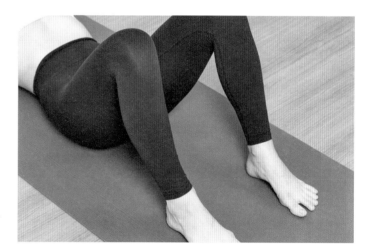

발은 골반 너비로 벌리고 11자로 놓는다. 이때 발과 무릎의 간격은 같아야 한다.

1 양쪽 어깨가 귀와 멀어지도록 발 쪽으로 민다.
2 숨을 마시며 양팔과 발로 바닥을 밀고 골반을 위로 들어 올린다.
3 양쪽 다리 사이가 벌어지지 않도록 엄지발가락 아래쪽 뼈를 바닥으로 눌러 고정한다.
4 꼬리뼈는 위로 말아 올리고 아랫배는 아래로 수축해 위아래로 향하는 상반된 힘에 의해 균형점이 잡히도록 한다.
5 가슴을 최대한 확장하고 가슴과 골반 모두 얼굴 방향으로 민다.
6 1~2회 호흡하는 동안 자세를 유지한다.

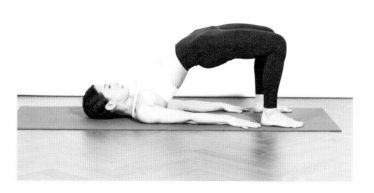

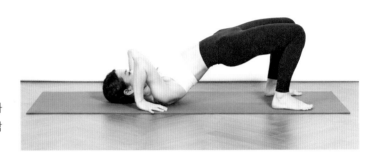

팔꿈치와 손목을 구부려 양쪽 손끝이 어깨를 향하
도록 얼굴 양옆 바닥을 짚는다. 손바닥 전체가 바닥
과 밀착되어야 하고 손끝이 어깨에 닿아야 한다.

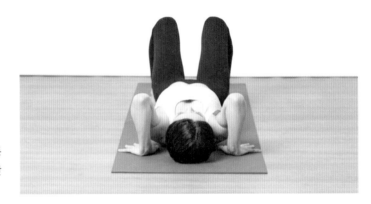

이때 팔꿈치가 밖으로 벌어지지 않도록 어깨를 등
방향으로 당기고 엄지손가락 아래 뼈로 바닥을 단
단히 누른다. 양손의 간격은 어깨너비이다.

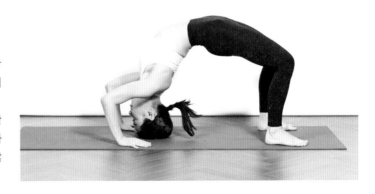

1 숨을 마시며 손으로 바닥을 밀어 가슴을 확장
  하고 고개를 젖혀 정수리를 바닥에 놓는다. 이
  때 팔꿈치는 90도 정도 구부린다.
2 숨을 내쉬며 목이 눌리지 않도록 가슴을 활짝
  열어 들어 올리고 골반을 위로 민다. 정수리가
  바닥에 닿아 있기는 하지만 목이 눌리지는 않
  아야 한다.

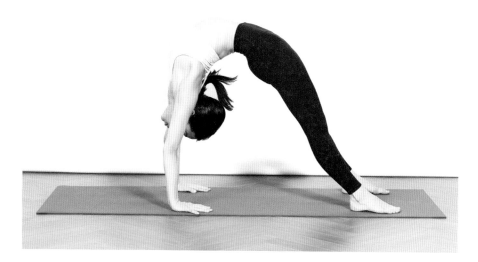

1   숨을 마시며 팔을 곧게 뻗어 몸을 위로 들어 올리고 양쪽 다리를 펴며 몸의 앞면을 늘인다.

2   팔 안쪽이 바깥으로 돌아가지 않도록 안으로 모은다. 양쪽 날개뼈를 허리 방향으로 끌어당겨 어깨
    위쪽(승모근)의 힘을 뺀다.

3   꼬리뼈를 위로 말아 올리고 아랫배를 수축해 허리 뒷면의 과한 조임을 줄인다. 허리보다는 등 뒤를
    수축하며 가슴을 젖힌다고 생각한다.

4   발로 바닥을 밀어 양쪽 다리를 곧게 펴면 가슴이 좀 더 확장된다.

5   다리가 벌어지지 않도록 허벅지 안쪽에 힘을 주어 뻗고 엄지발가락 아래 뼈로 바닥을 누른다.

6   어깨와 손목은 수직이고 고개를 젖혀 바닥을 본다. 목뒤가 불편하다면 목을 젖히지 않아도 좋다.

7   10회 내외로 길게 호흡한다.

주의 사항 | 이 자세는 수많은 요가 자세 중에서도 가장 강력한 후굴 자세이다. 몸의 구석구석이 균형 있
게 풀려야 부드럽게 올라갈 수 있으며 강제적인 힘만으로 완성하려 하면 부상을 입거나 부작용이 뒤따
른다. 자세를 만들어가는 과정에서 호흡을 멈추지 않아야 하고 그 호흡을 따라 몸의 움직임을 조절하는
것이 좋다. 몸이 아직 준비가 안 되었다면 가능한 단계까지만 실행하고 무리하지 않도록 한다.

<u>08</u> 위를 향한 활 자세-올라가기와 내려가기(우르드바 다누라 아사나 고급 옵션)

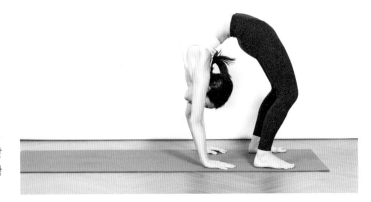

1 숨을 마시며 최대한 손과 발을 가까이 짚는다.
2 숨을 내쉬며 꼬리뼈를 위로 말아 올려 골반 앞면을 위로 들어 올리고 가슴을 바깥쪽으로 확장하며 허리의 압박을 줄인다.

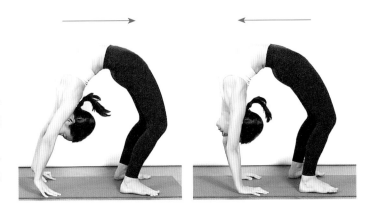

1 숨을 마시며 발로 바닥을 강하게 누르고 골반을 대각선 앞으로 들어 올린다. 이때 손바닥에 있던 무게가 발바닥으로 옮겨가는 것을 느낀다.
2 무게를 발로 보냈다가 다시 손으로 옮겨오는 반동을 이용한 리듬감 있는 움직임을 1~2회 정도 반복한다.

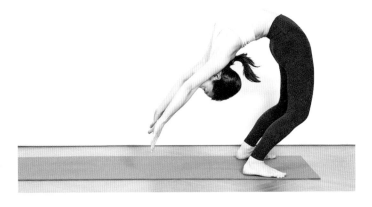

1 마지막 반동에서 골반을 대각선 앞으로 들어 올리며 발로 무게를 완전히 옮기게 되면 손이 바닥에서 떨어지는데, 이때 멈추지 않고 몸을 아래쪽부터 서서히 일으켜 세운다.
2 지속해서 발의 힘으로 강하게 바닥을 눌러 발이 밀리거나 바닥에서 들리지 않도록 한다.

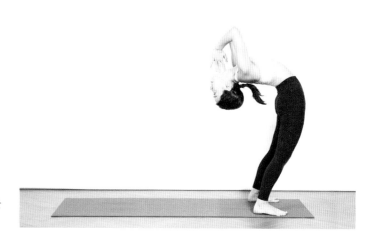

밑에서부터 위로 팅겨져 올라가듯 일어서며 팔을
서서히 가슴 앞으로 당긴다.

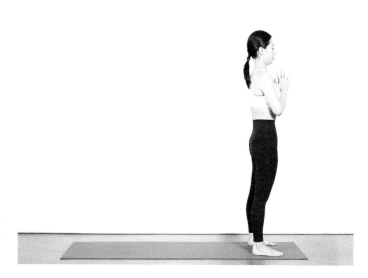

숨을 내쉬며 끝까지 상체를 들어 일으킨다. 마지막
으로 고개를 들어 앞을 보고 선 후, 1~2회 호흡하
며 기다린다.

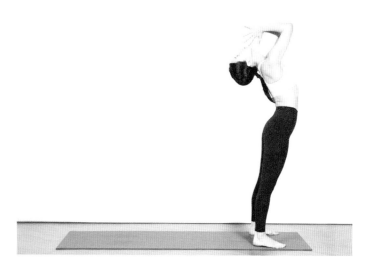

이제 뒤로 내려갈 것이다. 발로 바닥을 단단히 누른
채, 숨을 마시며 등과 가슴을 먼저 크게 확장하고
뒤로 젖힌다. 가슴과 등을 최대한 뒤로 젖힌 후 턱
을 길게 위로 밀어 고개를 뒤로 젖힌다.

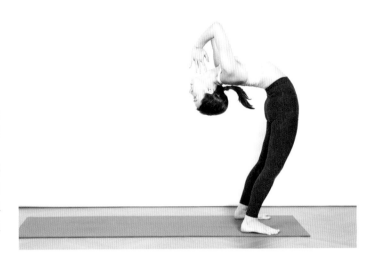

1 몸의 뒤를 조인다는 느낌보다는 몸의 앞면을 최대한 늘인다는 느낌으로 젖혀야 허리 뒤의 부담을 줄일 수 있다.

2 가슴을 최대한 뒤로 둥글게 젖히고 등이 충분히 짧게 말리면 골반을 앞으로 밀어 몸의 앞면을 더 길게 늘인다. 이때 양쪽 팔꿈치는 밖으로 벌어지지 않도록 모은 채 머리와 함께 뒤로 젖힌다.

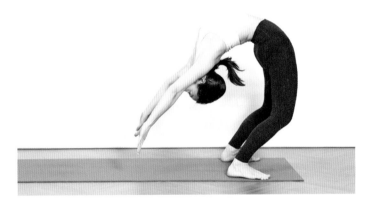

1 호흡은 자연스럽게 지속하며 무릎을 서서히 구부리고 발에는 계속 강한 힘을 준다.

2 양팔을 머리 뒤로 곧게 펴고 바닥으로 쿵 떨어지지 않도록 천천히 버티며 내려간다.

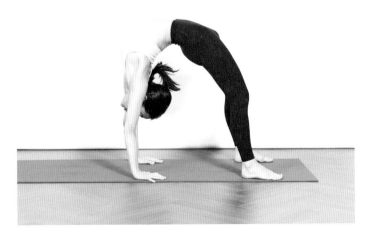

1 숨을 내쉬며 양손을 천천히 바닥에 내려놓은 후 발에 있던 무게를 손으로 균등하게 나눈다.

2 다리를 곧게 뻗어 가슴을 최대한 확장하고 몸의 앞면 전체를 길게 늘인다. 이때 손목과 어깨는 수직이 되어야 한다.

3 1회 호흡하며 유지한다.

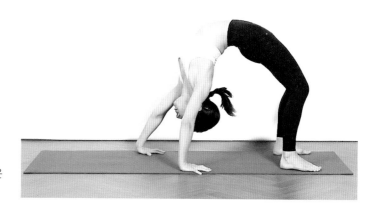

숨을 마시며 서서히 손을 하나씩 발과 멀리 짚은
후 턱을 당기고 등을 바닥으로 내려놓는다.

1   숨을 내쉬며 바닥에 누운 자세로 양쪽 무릎
    을 구부리고 양손은 깍지 껴서 무릎을 감싸
    안는다.
2   무릎을 가슴으로 잡아당기며 허리 뒤를 늘이
    고 잠시 호흡한다.

    주의 사항 | 이 자세는 위를 향한 활 자세(111~113
    페이지)의 고급 옵션이다. 위를 향한 활 자세에서
    10회 이상 충분히 깊게 호흡할 수 있고 손과 발
    의 간격을 가깝게 좁힐 수 있는 단계가 된 후 시
    도하는 것이 안전하다. 가능하다면 교사의 지도
    를 직접 받으며 실행하도록 한다.

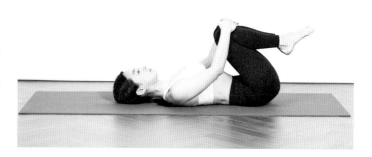

<u>09</u>   구르기(파완묵타 아사나 변형)

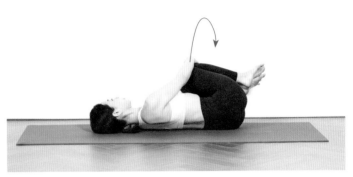

깍지 낀 양손으로 무릎을 끌어안고 좌우로 살살 구르며 허리를 바닥에 마찰시켜 마사지하듯 풀어 준다.

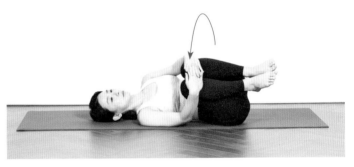

호흡은 자연스럽게 하고 5회 좌우로 구르기를 반복한다.

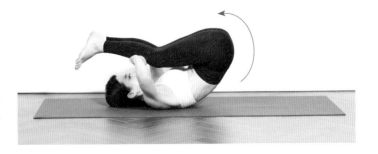

양손으로 무릎 아래를 잡은 채 숨을 마시며 다리를 머리 뒤로 젖혔다가 숨을 내쉬며 빠르게 다리를 앞으로 접어 앉는 방법으로 반복해서 앞뒤로 구른다.

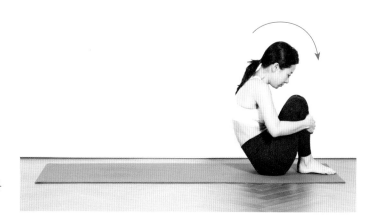

바닥에 척추 주변 근육이 닿아 마찰되게 해서 마사지 효과를 주며 5회 앞뒤로 구르기를 반복한다.

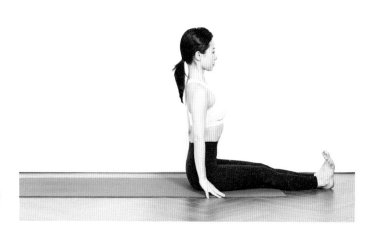

마지막 구르기에서 숨을 내쉬며 굴러 일어나 양쪽 다리를 앞으로 펴고 앉는다.

TIP | 구르기는 초보자도 쉽게 할 수 있는 척추 운동이다. 평소 등과 허리가 뻐근하고 불편하다면 매일 구르기를 실행해보자. 허리 강화뿐만 아니라 약했던 복부도 강해진다. 처음엔 5회로 시작해보고 점점 늘려 100회까지 반복해본다. 척추뼈가 바닥에 닿을 때 아프다면 두툼한 담요를 깔고 해도 좋다.

10 앉은 전굴 자세(파스치모타나 아사나)

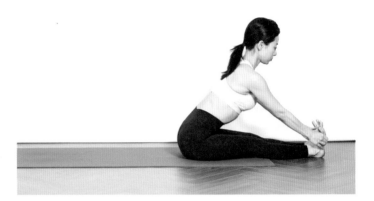

1 숨을 마시며 양손으로 발날 바깥쪽을 잡고 가슴을 들어 올린다. 동시에 척추를 길고 곧게 편다.
2 엉덩이 아래쪽 뼈와 다리 뒷면으로 바닥을 깊숙하게 눌러 토대를 단단히 다진다.

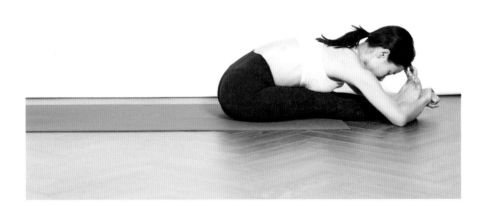

1 숨을 내쉬며 골반을 앞으로 굽혀 상체를 숙이고 배와 가슴이 다리에 닿게 한다.
2 엉덩이를 뒤로 미는 힘을 이용해서 척추는 앞으로 길게 뻗고 허벅지 앞을 수축해 다리 뒤를 늘인다.
3 아랫배는 허벅지와 최대한 멀어지도록 오목하게 당겨 수축하고 어깨와 귀는 멀리 떨어지도록 윗등을 허리 방향으로 당긴다.
4 정수리를 앞으로 밀어 목이 길어지게 하고 발바닥에 손목을 걸어 한 손으로 다른 손목을 잡아당기며 더 깊게 몸을 접는다.
5 몸의 뒷면을 최대한 스트레칭하며 10회 내외로 길게 호흡한다.
6 숨을 마시며 상체를 들어 올리고 자세를 풀어준다.

TIP | 이 자세의 올바른 자극 지점은 다리 뒷면이다. 물론 자세가 숙달되었다면 다리 뒷면뿐 아니라 등부터 목, 어깨까지 몸 뒷면 전체의 개운함을 느끼기도 하지만 다리 뒷면의 자극이 가장 강하게 느껴진다.

주의 사항 | 상체를 많이 숙이는 것이 훌륭한 자세가 아니라는 것을 명심하자. 많이 숙이고 싶은 마음이 앞서면 척추가 둥글게 말리면서 허리가 직접적으로 늘어나 요통의 원인이 되곤 한다. 잘못된 자세는 수련을 거듭할수록 오히려 척추의 건강을 해치게 된다. 쉬운 자세를 참고해서 현재 하고 있는 자세가 올바른지 관찰하며 천천히 나아가자.

다리 뒷면이나 고관절이 굳어 상체를 숙이기가 어렵다면

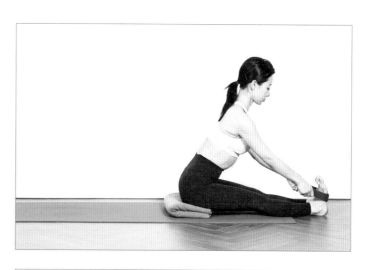

담요를 두툼하게 접어 엉덩이 아래에 둔다. 이때 척추가 둥글게 말리지 않도록 하는 것이 중요하다. 손으로 발을 잡는 데 어려움이 있다면 벨트를 발바닥에 걸고 손으로 벨트를 잡아 당기며 내려간다.

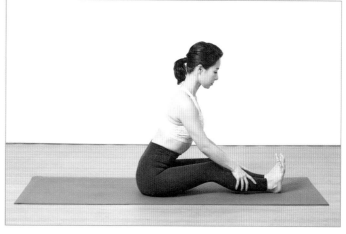

그럼에도 척추가 둥글게 말린다면 무릎을 살짝 접어 골반의 움직임을 좀 더 부드럽게 만든 뒤 척추를 편다. 몸을 앞으로 숙일 때는 아랫배부터 허벅지에 가까워지도록 한다.

<u>11</u>　묶은 연꽃 자세(밧다 파드마 아사나)

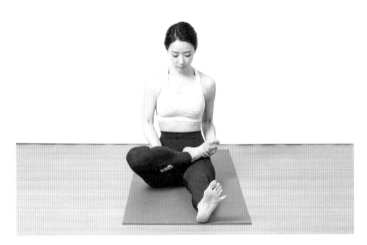

1　양손으로 오른쪽 다리를 잡아 들어 올리고 왼손으로 오른쪽 발등을 잡아당겨 왼쪽 허벅지 맨 위에 올려놓는다.

2　왼손은 오른발을 잡아 고정한 채 오른손으로 오른쪽 무릎을 앞으로 밀어 바닥으로 내린다. 이때 고관절을 먼저 밖으로 열고 무릎이 그 뒤를 따라 회전되도록 해야 한다.

3　오른쪽 발뒤꿈치는 아랫배 근처에 닿아 있고 발바닥이 위를 향한 상태이다.

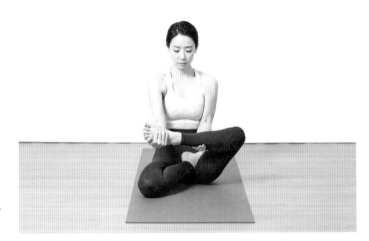

왼쪽 다리도 같은 방법으로 오른쪽 허벅지 위에 겹쳐 올려 양쪽 다리를 교차시킨다. 이것이 결가부좌이다.

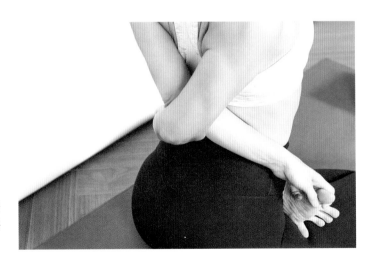

먼저 왼팔을 등 뒤로 돌려 오른쪽 엄지발가락을 잡고 오른팔은 그 위로 겹쳐 왼쪽 엄지발가락을 잡는다.

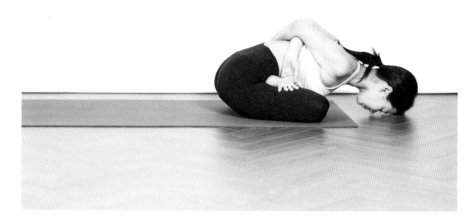

1. 숨을 마시며 가슴을 확장하고 척추를 길게 늘인 후, 숨을 내쉬며 골반을 앞으로 굽혀 상체를 숙이고 이마를 바닥에 댄다.

2. 엉덩이가 들리지 않도록 바닥으로 누르고 양쪽 허벅지를 바깥쪽으로 회전시킨다.

3. 무릎에 무게가 실리지 않도록 엉덩이를 뒤로 밀고 아랫배를 오목하게 수축한다. 이때 척추는 앞으로 늘여 앞뒤로 상반된 힘을 적용한다.

4. 어깨와 귀가 멀어지도록 날개뼈를 허리 방향으로 끌어 내리고 서로 가깝게 모은다.

5. 10회 내외로 길게 호흡한다.

6. 숨을 마시며 상체를 들어 올리고 숨을 내쉬며 팔다리를 푼다.

주의 사항 | 관절은 아주 섬세하고 약한 부위로 조심히 다뤄야 오랫동안 건강히 쓸 수 있다. 결가부좌의 경우 관절염이 있거나 다른 이유로 아픈 상태라면 하지 않는다. 자세를 만드는 과정에서 통증이 느껴진다면 곧바로 풀어줘야 하고 쉬운 자세를 참고해 수련한다. 관절 주변을 둘러싸고 있는 큰 근육들을 움직여 관절에 직접적인 힘이 실리지 않도록 한다.

무릎 관절이 좋지 않다면

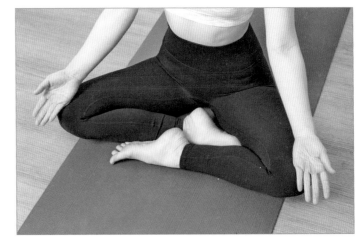

양쪽 발등을 바닥으로 내리고 발바닥이 위를 바라보게 하는 편안히 앉은 자세(50페이지, 수카 아사나)로 실행한다.

무릎 관절이 좋지 않다면

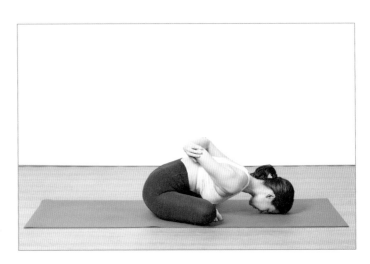

손으로 발가락을 잡을 수 없다면 양손으로 반대편 팔꿈치를 잡고 상체를 숙여 이마를 바닥에 댄다.

이마가 바닥에 닿지 않는다면

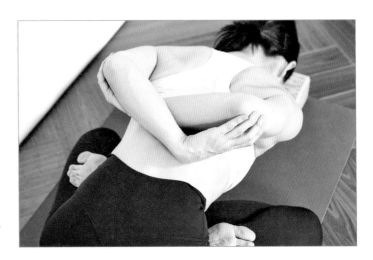

블록을 이마 아래에 놓고 그 위에 이마를 올린다. 블록의 높이는 자신의 상태에 따라 조절한다.

12 반박쥐 자세-측면 늘이기(파리브르타 자누 시르사 아사나)

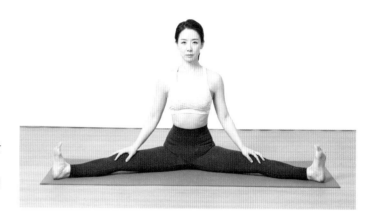

1 오른쪽으로 몸을 돌리고 앉아 양쪽 다리를 가능한 만큼 좌우로 넓게 벌린다.
2 발끝은 위를 향하게 세우고 앞이나 뒤로 쓰러지지 않도록 바르게 놓는다.

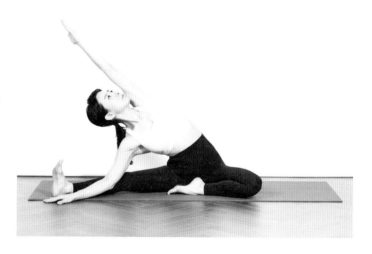

1 오른쪽 다리는 옆으로 펴놓은 채 왼쪽 다리를 안으로 접어 발뒤꿈치를 회음부 앞에 놓고 발바닥은 위를 향하게 한다.
2 오른손으로 오른발 앞의 바닥을 짚고 가슴을 왼쪽 위를 향해 돌린 후 숨을 마시며 왼팔을 귀 옆으로 곧게 뻗는다.
3 숨을 내쉬며 오른쪽 팔꿈치를 바닥으로 구부려 오른쪽으로 상체를 기울인다.
4 왼쪽 엉덩이와 무릎이 들리지 않도록 바닥으로 누르고 왼쪽 허리 아래부터 손끝까지 측면을 길게 늘인다.

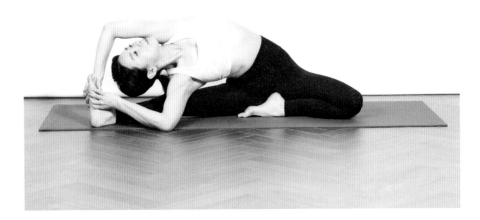

1 오른쪽 팔꿈치와 어깨를 허벅지 앞으로 더 깊숙하게 뺀다.

2 오른쪽 팔꿈치로 바닥을 누르고 오른쪽 어깨를 무릎 근처에 기댄 후 가슴을 위로 비틀듯이 돌린다.

3 오른손은 오른쪽 발날 안쪽, 왼손은 오른쪽 발날 바깥쪽을 잡고 왼쪽 가슴과 옆구리가 위를 향하도록 뒤로 젖힌다.

4 왼쪽 엉덩이와 무릎이 들리지 않도록 깊게 바닥으로 누르고 어깨와 귀를 멀리 둔다.

5 왼쪽 허리 아래부터 팔꿈치까지 왼쪽 측면을 길게 늘인다. 이때 오른쪽 허리 아랫부분도 과하게 조여져 있지 않도록 호흡을 통해 공간을 만들어준다.

6 8회 내외로 길게 호흡한다.

7 숨을 마시며 상체를 일으킨다.

↺ **반대 방향도 동일하게 실행한다.**

주의 사항 | 토대(바닥에 닿은 부분)가 바닥에서 들리면 몸을 늘일 때 오는 개운한 감각이 줄어들고 스트레칭의 효과가 떨어질 뿐만 아니라 힘이 어깨 위로 올라가게 된다. 상체를 많이 숙이는 것보다는 토대가 바닥에 잘 고정되어 있는지 살펴보는 것이 더 중요하다.

또 상체를 많이 숙이는 것보다는 바르게 가슴을 펴고 등이 구부정하지 않은 상태로 자세를 실행하는 것이 더 중요하다. 상체를 숙일수록 가슴이 바닥을 본다면 더 이상 진행하지 않고 두 번째 사진의 자세(125페이지)처럼 상체를 일으킨 후, 척추를 곧게 편다. 최대한 가슴을 위쪽으로 돌리고 측면을 늘이며 깊게 호흡한다.

13 한 다리 세운 자세-비틀기(마리챠 아사나)

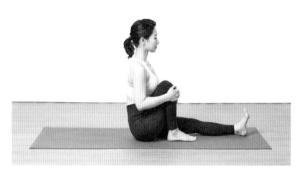

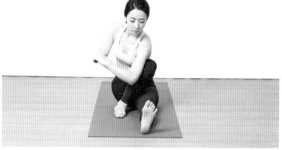

1 숨을 마시며 상체를 일으키고 숨을 내쉬며 왼쪽으로 몸을 돌려 앉아 양쪽 다리를 앞으로 편다.
2 오른쪽 무릎을 세우고 발을 엉덩이 쪽으로 당긴다.
3 오른쪽 발날 바깥쪽을 오른쪽 엉덩이 바깥쪽 선과 일직선상에 놓는다.

1 숨을 마시며 오른손으로 오른쪽 허벅지를 왼쪽으로 밀어 살짝 쓰러트린다.
2 몸을 오른쪽으로 틀면서 왼쪽 어깨를 오른쪽 허벅지 바깥으로 깊숙하게 끼워 넣는다.

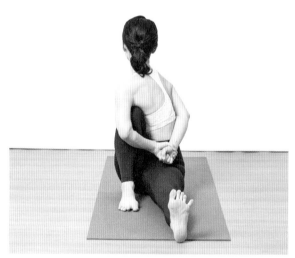

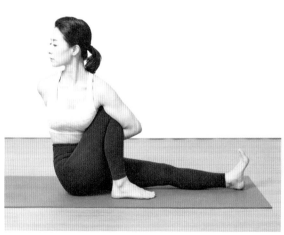

1 오른손으로 엉덩이 뒤 바닥을 짚고 숨을 내쉬며 오른쪽 다리를 밖으로 밀어 바르게 세운다. 이때 왼쪽 어깨로는 오른쪽 다리를 민다.
2 숨을 마시며 오른쪽 발과 엉덩이로 바닥을 깊게 눌러 척추를 위로 늘이고 몸을 오른쪽으로 비튼 후, 왼팔을 등 뒤로 돌려 왼손으로 오른쪽 손목을 잡는다.
3 숨을 내쉬며 오른쪽 다리를 밖으로 미는 힘과 왼쪽 어깨로 오른쪽 다리를 안으로 미는 상반된 힘의 적용으로 척추가 좀 더 깊게 비틀어지게 한다. 이때 왼손으로 오른쪽 손목을 잡아당겨 어깨를 뒤로 연다.

4　양쪽 어깨는 수평이며 어깨와 귀를 멀리 떨어뜨리고 5회 내외로 호흡한다.

5　숨을 마시며 자세를 풀고 앞으로 돌아간다.

↺ 반대쪽도 동일하게 실행한다.

TIP | 몸이 잘 비틀어지기 위해서는 먼저 척추가 길게 늘어나야 한다. 상체를 최대한 위로 길게 늘인 후 천천히 비튼다. 숨을 마실 때 척추를 위로 늘이며 몸의 공간을 확장하고 숨을 내쉴 때 비트는 과정을 리듬감 있게 반복한다. 또 비틀기는 강하고 단단한 상태보다는 부드럽고 말랑말랑한 상태에서 더 잘 이루어진다. 반드시 부드러운 호흡과 함께해야 하고 그 호흡의 리듬에 맞추어 서서히 비틀어준다.

상체에 힘이 과하게 들어가지 않고 부드럽게 회전이 되려면 바닥을 지탱하는 토대의 힘이 단단해야 한다. 이 자세에서 토대는 바닥을 짚은 발바닥과 엉덩이, 그리고 곧게 뻗은 다리 뒷면인데 바닥을 제대로 밀어주지 못하면 상체가 무너지면서 어깨나 목으로 필요 없는 힘이 들어가게 된다. 이 점을 참고해 효과적으로 비틀기를 수행하게 되면 골반이나 척추 주변의 피로가 풀릴 것이고 복부에 지방이 쌓이는 것을 예방할 수 있다.

**어깨가 다리 밖에
끼워지지 않는다면**

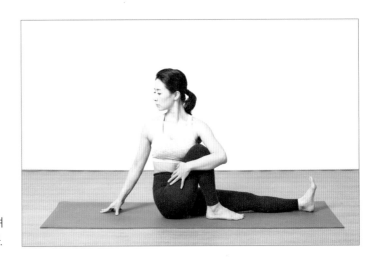

팔로 허벅지 바깥쪽을 끌어안아 몸 쪽으로 당기며 비튼다. 오른손은 바닥을 짚어 척추를 바로 세운다.

14   한 발 든 어깨 서기(에카 파다 사르방가 아사나)

1   숨을 마시며 자세를 풀고 앞으로 돌아가 양쪽 다리를 편다. 숨을 내쉬며 등을 바닥에 대고 바르게 눕는다.

2   양손으로 바닥을 짚은 채 숨을 마시며 준비한다.

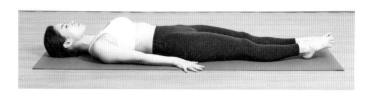

숨을 내쉬며 양손으로 바닥을 밀고 양쪽 다리를 머리 뒤로 넘긴다. 손으로 바닥을 미는 힘과 아랫배의 조이는 힘을 동시에 적용시키면 좀 더 부드럽게 넘길 수 있다.

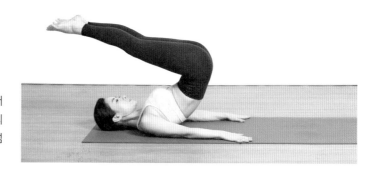

1   발끝이 바닥에 닿으면 양쪽 어깨를 등 뒤쪽으로 당겨서 귀와 어깨가 멀어지게 한다.

2   양쪽 팔꿈치의 간격을 최대한 좁게 하고 팔꿈치를 구부려 손바닥으로 등을 받친다.

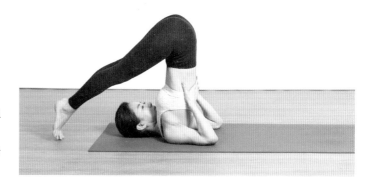

1 손바닥으로 등을 받쳐 고정한 채 숨을 마시며 양쪽 다리를 위로 곧게 뻗어 올린다.
2 이 자세의 토대인 어깨와 팔의 뒷부분, 팔꿈치로 바닥을 밀며 그 힘이 손바닥으로 전달되어 등을 밀어 올리게 한다.
3 목과 등은 직각이며 어깨부터 발끝까지 바닥과 수직을 이룬다. 이때 아랫배를 조여 허리를 보호한다.

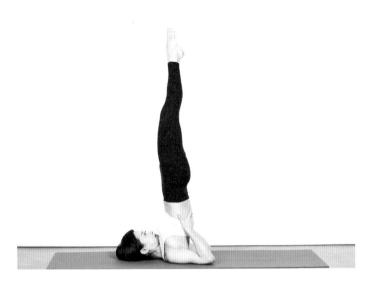

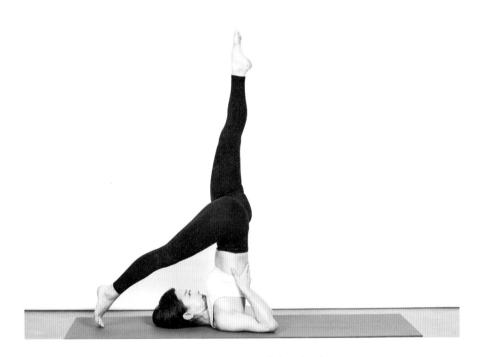

1 숨을 내쉬며 오른쪽 다리를 머리 뒤로 내려 발끝으로 바닥을 짚는다.
2 왼쪽 다리는 딸려 내려가지 않도록 위로 곧게 뻗는다.
3 등이 무너지지 않도록 손바닥으로 단단히 받치고 양쪽 발끝 사이는 서로 멀어진다.
4 아랫배를 수축하고 양쪽 골반이 수평을 이루게 하며 5회 내외로 호흡한다.
5 숨을 마시며 오른쪽 다리를 위로 들어 올린다.

↻ **반대 방향도 동일하게 실행한다.**

6   숨을 마시며 왼쪽 다리를 들어 올려 양쪽 다리를 위로 곧게 편다.

주의 사항 | 목에 힘이 실리지 않도록 주의한다. 어깨를 등 뒤쪽으로 끌어 내려 귀와 최대한 멀어지게 하고 어깨와 팔의 뒷부분, 팔꿈치로 바닥을 단단하게 누른다. 뒤통수를 고정하고 목뒤는 살짝 바닥에서 들려 있는 상태이다. 목에 무게가 실리거나 긴장한 채로 이 자세를 하면 오히려 목 건강이 악화될 수 있으니 주의한다.

한 발 든 어깨 서기, 위를 향한 연꽃 자세(132페이지), 태아 자세(134페이지)는 목 디스크가 있거나 얼굴 부위의 문제(중증 고혈압, 중이염, 안압 문제 등)가 있다면 담당 교사와 상담 후 실행 여부를 결정해야 한다. 생리 중일 때는 실행하지 않고 쉬거나 다른 자세로 대체한다.

목이 불편하다면

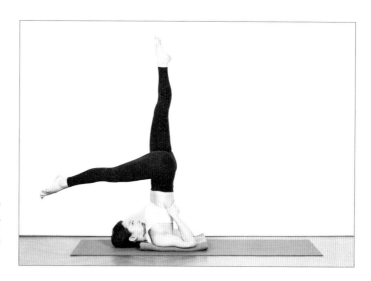

등 아래 담요를 깔아 목이 덜 접히게 하고 다리는 가능한 만큼만 내린다. 간혹 목뼈가 튀어나와 바닥에 눌려 아픈 경우 담요를 목 뒤에 깔아주면 도움이 된다.

15 위를 향한 연꽃 자세(우르드바 파드마 아사나)

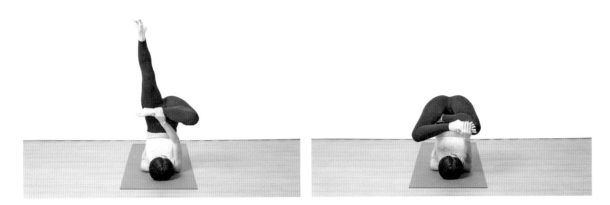

1 왼손으로 등을 받치고 균형을 잡은 채 오른손으로 오른쪽 발을 잡아 왼쪽 허벅지 위에 올린다.
2 왼발을 그 위에 겹쳐 올리고 양쪽 다리를 교차시켜 연꽃 자세를 만든다.

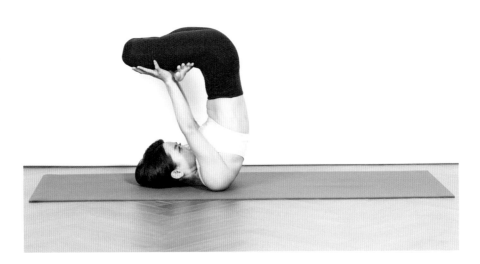

1 양손으로 무릎을 받쳐 위를 향해 밀어 올린다.
2 양쪽 어깨는 바닥을 누르고 팔은 완전히 펴 곧게 뻗으며 아랫배를 수축한다.
3 손바닥으로는 무릎을 위로 밀고 무릎은 손바닥을 아래로 눌러주는 서로 상반된 힘을 적용시키면 더욱 견고하게 균형이 잡힌다.
4 10회 내외로 길게 호흡한다

TIP | 양쪽 다리를 묶는 과정은 묶은 연꽃 자세(122페이지)를 참고한다.

몸의 뒷면이 굳어 있다면

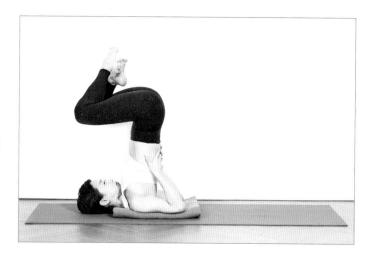

목과 등의 각도가 수직이 될 수 없고 따라서 손으로 등을 꼭 받쳐줘야 중심을 잡을 수 있다. 연꽃 자세가 힘들다면 양발을 서로 교차한 채 손으로 등을 받치고 무릎과 골반이 90도가 되게 한다. 목과 어깨가 굳어 힘들다면 어깨 경계선부터 등 아래에 담요를 깔고 목의 각도를 조금 넓힌 후 실행한다.

연꽃 자세는 가능하나
손으로 무릎을 받치는 것이 힘들 경우

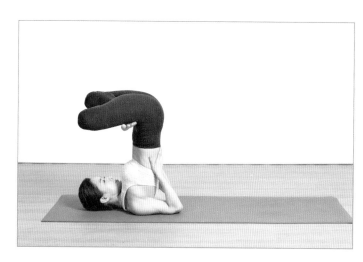

손으로 등을 받친 채 무릎과 바닥이 수평이 되도록 한다.

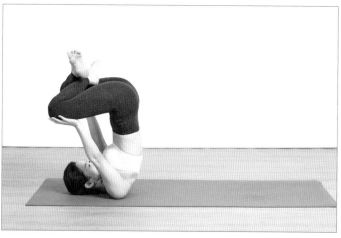

양발을 교차한 채 양손으로 무릎을 받쳐 위로 밀어주어도 좋다. 가능하다면 중심 잡기에 도전해본다.

16 태아 자세(핀다 아사나)

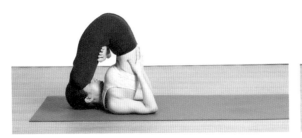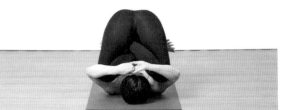

1 위를 향한 연꽃 자세에서 바로 연결한다.
2 양손으로 등을 받친 채 묶은 양쪽 다리를 천천히 얼굴 쪽으로 내린다.

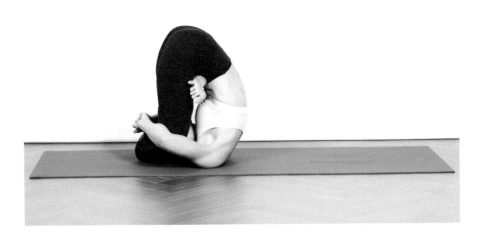

1 다리를 최대한 내려 양쪽 무릎이 얼굴과 가까워지게 한다. 깊게 내려가게 되면 정강이가 이마에 닿기도 한다.
2 양팔로 다리 뒤를 끌어안고 양손으로 깍지를 낀 후 어깨가 들리지 않도록 바닥으로 누른다.
3 목뒤로 무게를 감당해서는 안 된다. 어깨로 바닥을 지탱하고 있는지 주의 깊게 살핀다.
4 아랫배와 앞쪽 갈비뼈를 등 뒤로 수축해 몸의 뒷면 전체가 바깥쪽으로 크게 원을 그린다. 그래야 목구멍 안쪽에 호흡을 이어갈 수 있는 공간을 확보할 수 있다.
5 몸 뒷면 전체를 길게 늘이며 그 자극에 집중해 10회 내외로 호흡한다.

TIP | 자극 부위가 어디인지 관찰하며 어디에 이로울지 예상해보자. 목부터 등, 허리, 엉덩이 뒷면까지 전체적으로 늘어나고 개운한 자극이 느껴진다. 평소 몸의 뒷면이 긴장되어 있고 굳어 있다면 이 자세를 꾸준히 수련해보자. 목 주변의 혈액 순환이 활발해지며 머리로 가는 혈류의 양이 늘어나 눈과 머리가 맑아진다. 가벼운 두통이 오려고 할 때 잠시 실행해보면 증세가 완화되는 것을 경험할 수 있다. 두통이 심한 경우에는 실행하지 않는다.

주의 사항 | 거꾸로 서는 자세는 언제나 부상의 위험이 동반된다. 어깨와 팔꿈치로 바닥을 잘 지탱하지 못할 경우 목에 무게가 실리게 되는데 이 경우 부상을 입거나 오히려 목뒤가 더 경직되는 부작용이 올 수 있다. 이 자세가 어렵게 느껴질 경우 처음부터 완성하고자 하는 욕심은 버리고 쉬운 자세부터 한 단계씩 차례대로 나아가야 하며 가급적 노련한 교사의 지도를 받으며 수련할 것을 추천한다.

중심을 잡기가 어렵다면

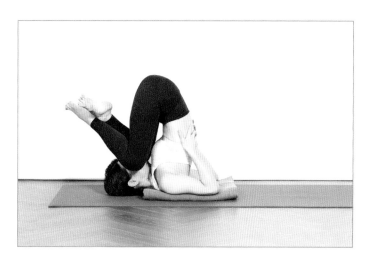

양손으로 등을 받치고 양발을 교차한 채 양쪽 무릎이 얼굴 옆으로 내려가도록 한다. 어려울 경우 무릎이 이마 위에 떠 있도록 조절해도 좋다.
목뒤가 바닥에 눌려 아프다면 목 아래에 담요를 깐다.
연꽃 자세의 경우에도 위와 같은 방법으로 실행한다.

<u>17</u> 물고기 자세(마츠야 아사나)

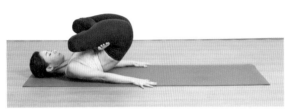

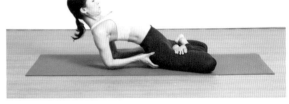

1 숨을 마시며 양팔을 펴 바닥을 짚고 단단히 누르면서 천천히 내려간다.

2 숨을 내쉬며 아랫배에 힘을 준 상태로 등뼈 맨 위에서부터 척추 마디 하나 하나 차례대로 바닥을 누르며 내리고 끝까지 머리가 들리지 않도록 한다.

1 숨을 마시며 손으로 엉덩이를 살짝 잡고 팔꿈치로 바닥을 누르며 가슴을 위로 높이 확장한다.

2 턱은 가슴 쪽으로 당기고 가슴을 충분히 확장한 후 마지막으로 목을 뒤로 젖힌다. 이것이 원활한 호흡에 좀 더 효과적이고 목뒤의 조임을 예방해줄 수 있다.

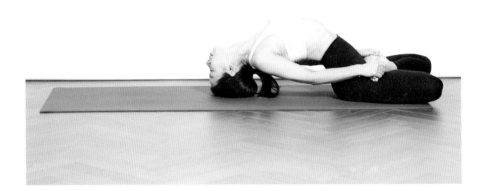

1 숨을 내쉬며 정수리를 바닥에 대고 양손으로 발날 안쪽을 잡는다.

2 팔꿈치를 구부려 발을 당기면 가슴이 좀 더 위로 확장된다. 어깨는 허리 방향으로 밀어 귀에서 멀리 떨어뜨린다.

3 양쪽 날개뼈를 서로 가깝게 하며 허리 아래쪽으로 끌어 내린다.

4 아랫배를 바짝 수축하고 꼬리뼈는 위로 말아 올려 허리 뒤가 조여지지 않도록 한다.

5 양쪽 허벅지 안쪽이 서로 멀어지도록 바깥쪽으로 열면서 무릎을 바닥으로 누른다.

6   하체와 정수리로 무게를 균등하게 나누어 유지하며 10회 내외로 길게 호흡한다.

7   숨을 내쉬며 고개를 약간 들어 턱을 목 쪽으로 당긴 후, 뒤통수와 등을 바닥에 내려놓고 양쪽 다리를 펴 눕는다.

TIP | 억지로 힘들게 자세를 유지하기보다는 호흡의 리듬에 맞추어 자세를 점점 깊이 만들어간다. 들숨에는 갈비뼈 사이사이를 벌리며 숨이 몸통 가득 채워지게 하고 날숨에는 숨이 갈비뼈 사이사이로 빠져나간다고 생각하며 내쉬는 숨의 끄트머리에 아랫배를 좀 더 수축한다. 호흡에 의해 조금씩 자세가 완성되어가는 느낌으로 수련한다.

주의 사항 | 허리가 뒤로 젖혀져 있기 때문에 그 부위가 약하다면 허리 통증이 느껴질 수도 있다. 또 허리 아랫부분이 과도하게 조여져도 통증이 온다. 아랫배를 오목하게 수축하고 괄약근에 힘을 준다. 허리보다는 가슴과 등 부위로 곡선을 만든다고 생각해보자. 이 방법이 허리를 보호해줄 것이다.

연꽃 자세가 어렵다면

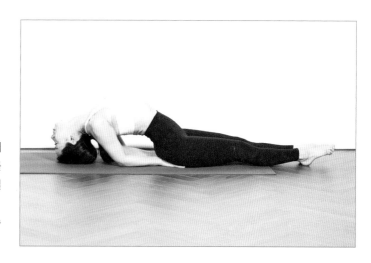

다리를 펴고 실행한다. 손바닥이 바닥에 닿도록 해서 하나씩 엉덩이 아래로 깊숙하게 넣고 팔꿈치를 등 뒤쪽으로 넣어 바닥을 밀어 가슴이 더 젖혀질 수 있도록 도와준다.
가슴을 충분히 젖힌 후 마지막에 머리를 젖혀 정수리를 바닥에 놓는다.

<u>18</u> 누워서 비틀기 C(자타라 파리브르타 아사나 변형)

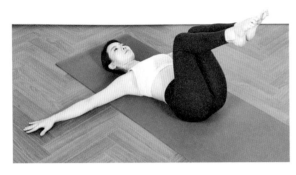
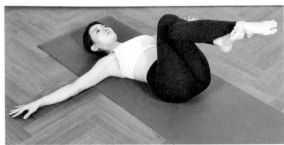

1 등을 바닥에 대고 누워 양팔을 좌우로 벌리고 손바닥과 어깨 로 바닥을 누른다.
2 양쪽 무릎을 직각으로 구부려 들어 올린다.

숨을 마시며 오른쪽 허벅지를 왼쪽 허벅지 위로 올리고 오른쪽 발 등을 왼쪽 발목 뒤에 끼운다.

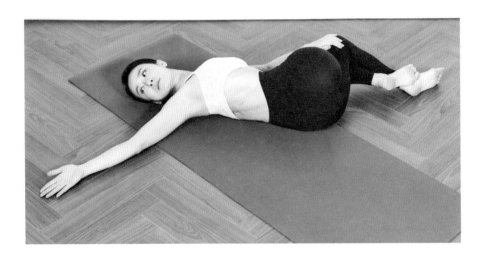

1 숨을 내쉬며 머리를 오른쪽으로 돌리고 양쪽 다리는 왼쪽으로 넘긴다.
2 상체와 하체가 최대한 멀어지게 하며 꽈배기처럼 비튼다. 이때 무릎은 최대한 왼팔 가깝게 끌어 올 려 척추를 둥글게 한다.
3 귀와 어깨가 서로 멀어지게 하고 아랫배를 조인다.
4 오른쪽 어깨가 들리지 않도록 바닥으로 누를 때 왼손은 다리를 바닥으로 누르며 몸을 나선형으로 최 대한 늘인다. 이때 왼쪽 다리 바깥쪽에 힘을 주어 바닥으로 누르면 더 깊게 비틀어진다.
5 들숨에는 몸 전체 공간을 확장하고 날숨에서 더 깊게 비틀며 5회 내외로 호흡한다.
6 숨을 마시며 양쪽 다리를 들어 올린다.

↻ **반대 방향도 동일하게 실행한다.**

TIP | 아침에 눈을 뜬 직후나 잠이 들기 전 침대 위에서도 쉽게 할 수 있는 자세이다. 어깨부터 등, 허리, 엉덩이, 골반 등 몸의 구석구석이 풀리고 기분 좋은 개운함이 느껴진다. 에너지가 많이 소모되지 않는 자세이니 누울 공간만 있다면 생각날 때마다 실행해도 좋다.

다리가 잘 꼬아지지 않는다면

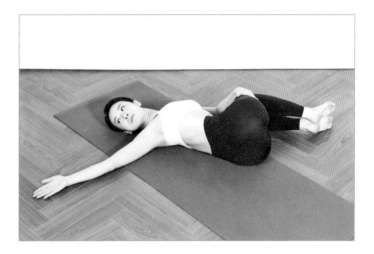

양쪽 다리를 모아 무릎을 굽히고 실행한다.

19   송장 자세(사바 아사나)

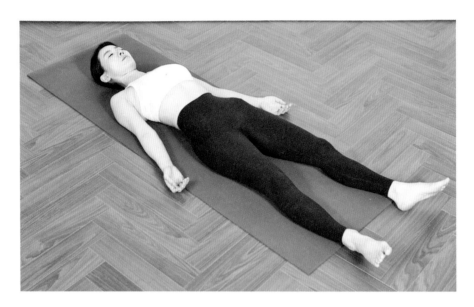

1 숨을 마시며 양쪽 다리를 들어 올리고 숨을 내쉬며 다리를 풀어 내린다.

2 눈을 감고 편하게 눕는다.

3 미간과 턱 주변 근육이 혹시 긴장되어 있지 않은지 살펴보고 힘을 뺀다.

4 턱을 살짝 당기고 어깨와 귀를 멀리 떨어뜨려 목뒤를 편하게 이완한다.

5 팔은 45도 각도로 벌리고, 손바닥이 위를 향하게 한다. 팔이 몸에 너무 밀착되어 있으면 겨드랑이 부근이 불편해질 수 있고, 너무 벌리면 에너지가 빠져나가는 형태가 된다.

6 다리를 골반 너비보다 넓게 벌린 다음, 힘을 빼 발이 자연스럽게 옆으로 눕게 둔다.

7 꼬리뼈를 한 번 위로 말아 올렸다가 내려서 허리 주변을 이완시킨다.

8 몸이 바닥으로 편안히 가라앉는다고 생각한다. 동시에 바닥이 안정적으로 내 몸을 받쳐주고 있다는 사실을 떠올린다. 바닥은 대지를 의미하고, 대지는 생명의 어머니이다. 내가 편안히 누워 있는 바닥이 나를 따뜻하게 안아주는 엄마의 품이라고 생각하자.

9 이제 요가 자세 수련을 할 때처럼 의식적으로 조절하는 호흡을 완전히 버린다. 그저 자연스럽게 숨이 들어오고 나가게 놓아둔다.

10 호흡에는 관여하지 않으면서 들어오고 나가는 숨을 의식한다. 숨이 들어오면 '숨이 들어오는구나' 하고 알아차리고, 숨이 나가면 '숨이 나가는구나' 하고 알아차린다.

11 잡념이 들어오면 그조차도 그냥 알아차린다. '잡념이 들어왔구나' 하고 알아차리고 다시 숨에 의식을 가져가 바라본다.

12 송장 자세는 최소한 5분 이상 유지하는 것이 좋으며 여유가 있다면 그 이상 충분히 휴식을 취한다.

TIP | 이 호흡 알아차리기를 병행하는 송장 자세는 잠시만 수행해도 숙면을 취하는 것과 같은 효과를 얻는다. 몸은 잠이 든 것과 같은 상태로 휴식하게 되고, 숨을 자각하는 정신은 그 순간에만 집중하기에 명료하면서도 생생하게 살아 있는 느낌을 준다. 송장 자세를 잘 수련하면 신체뿐 아니라 정신의 피로 회복도 도우며 교감 신경계를 이완시키고 진정시켜준다. 불면증이 있다면 자려는 노력보다는 송장 자세를 꾸준히 실행해보자. 나중에는 송장 자세로 시작해서 깊은 잠에 빠지는 단계까지 발전될 수 있다.

송장 자세를 할 때 불편한 점이 있다면

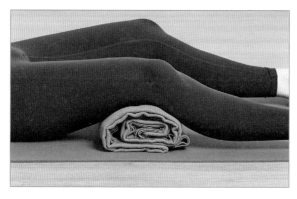

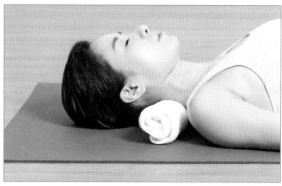

무릎 아래 담요 말아 넣기: 허리가 아프다면 무릎을 세워 그 아래 담요를 말아 넣고 허리가 바닥에서 많이 들리지 않게 한다.

목뒤에 수건 대기: 일자목이거나 목 디스크가 있다면 수건을 둥글게 말아 경추 뒤 곡선에 맞추어 배고 눕는다.

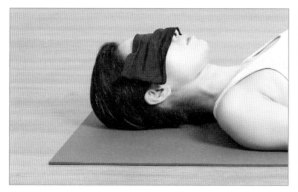

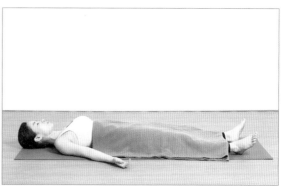

눈을 수건으로 가리기: 불빛에 예민하다면 눈을 덮어 어둡게 해주는 것이 깊은 휴식에 도움이 된다.

담요 덮기: 몸에 땀이 식으며 추위를 느낄 수 있으니 담요로 몸을 덮어준다.

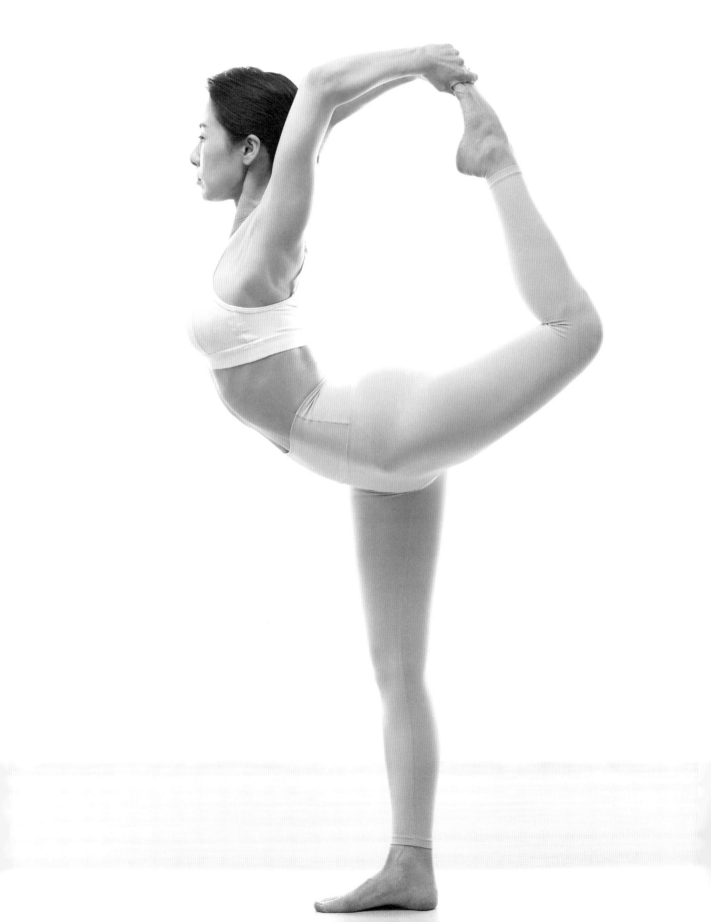

VINYASA YOGA

빈야사 요가

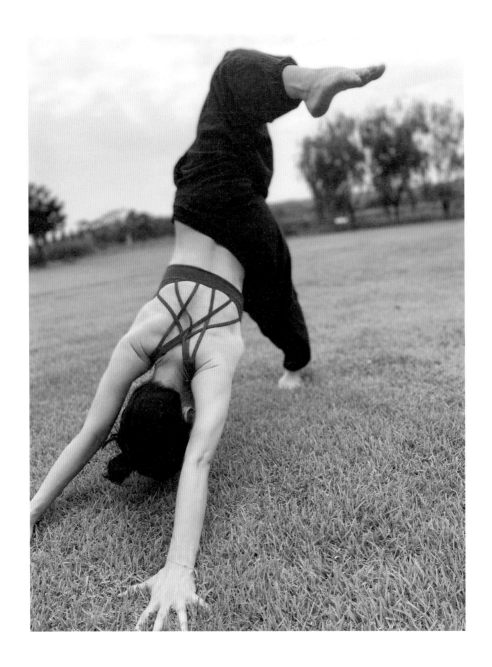

요가는 항상 자기 몸의 컨디션과 상태에 맞춰 수련해야 한다.
어려운 아사나를 해내는 것보다 더 중요한 것은,
주의 깊게 자신을 바라보고 몸의 한계를 알아채
욕망을 제어하는 것이다.

빈야사 요가

Vinyasa Yoga

빈야사 요가는 각 자세를 독립적으로 수련하는 하타 요가의 수련 방식과는 달리 자세 사이에 연결 요소를 적용한 현대 하타 요가의 한 장르이다. 현재 전세계인들 사이에서 유행하는 파워풀한 요가 대부분은 빈야사 요가 스타일로, 리드미컬하며 신체 관리 차원에서 효과적이다.

인도 남부 마이소르의 아쉬탕가 빈야사 요가의 영향을 받은 서양 요가 수련자들에 의해 탄생한 빈야사 요가의 특징은 '빈야사'라고 하는, 일련의 연결 동작 및 아사나 간 춤의 요소 두 가지로 표현할 수 있다. 빈야사는 인도 산스크리트로 접두사 vi와 동사 nyas가 합쳐진 단어로 아쉬탕가 빈야사 요가의 창시자 파타비 조이스에 의해 '특별한 방법에 의해 두다'라는 의미라고 알려졌는데, 실질적으로는 아사나 수련 시에 '호흡과 동작의 일치'를 가리킨다. 그렇기 때문에 아쉬탕가 빈야사 요가의 모든 아사나들은 호흡수가 정해져 있으며 들숨과 날숨, 그리고 동작이 빈틈없이 맞물린다.

이와는 달리 빈야사 요가에서는 빈야사라는 단어를 '흐름', '연결하다'라는 의미로 사용한다. 리듬감과 각 자세 간의 연결성이 중요시되는 빈야사 요가는 아쉬탕가 빈야사 요가에 비해 자세 구성과 호흡수가 훨씬 자유롭다. '흐름'을 강조하면서 빈야사 요가 시퀀스를 빈야사 플로우(flow)라고 칭하기도 하고, 빈야사 요가 대신 플로우 요가라는 단어로 대치하여 사용하기도 한다. 플로우 요가는 빈야사 요가에 음악적 요소를 더 강화했다는 특징이 있지만, 이 역시 빈야사 요가의 범주에 들어간다.

빈야사 요가에서는 호흡에 맞춰 물 흐르듯 자세를 연결한다는 것이 다른 요가와 구별되는 차이점이다. 마치 느릿한 춤처럼 자세를 만들고 적정 시간 유지했다가 다음 자세로 이어지는 방식이 가장 많고 기본적이며, 부류에 따라서는 자세의 유지 없이 다소 빠르게 계속 움직이는 스타일도 있다.

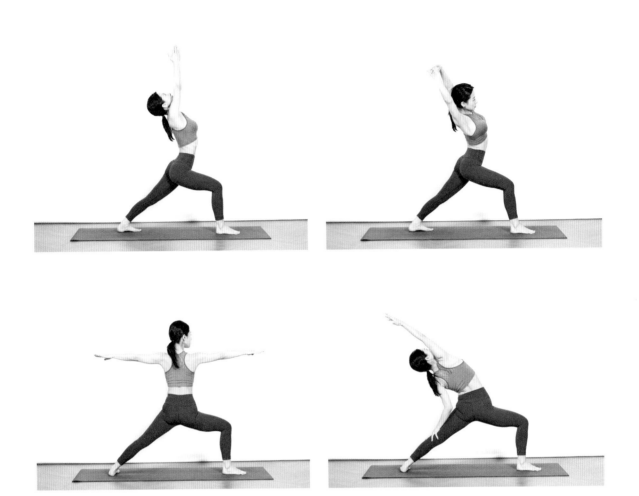

위의 사진처럼 자세가 연달아 이어지는 빈야사 요가는 기존의 요가와 달리 각 자세 간 단절이 없기 때문에 수련자의 집중을 높이는 효과가 있다. 뿐만 아니라 여러 차례 반복하는 협의의 빈야사(자세 간 연결을 하는 일련의 연속 동작)에 의해 전신 근육의 사용량이 많아지고 신체가 빠르게 데워져 유연성과 근력이 필요한 자세를 좀 더 쉽게 할 수 있다. 쉼 없이 자세가 이어지기 때문에 같은 시간 동안 더 많은 요가 자세를 수련하게 되며, 교사에 따라 자유롭게 시퀀스를 구성할 수 있다는 것도 빈야사 요가의 장점이다.

하지만 자세가 연속해서 이어지기 때문에 한 자세를 오래 유지하기가 어렵고, 따라서 요가가 익숙하지 않은 초보자는 주요 자세를 정확하게 수행하지 못하고 넘어가기 쉽다. 또한 하타 요가에 비해 숨을 고르는 시간이 따로 없으므로 호흡과 체력이 달려 버거울 수 있다. 호흡이 거칠어지거나 체력이 떨어질 때에는 자세를 잠시 중단하고 쉬어갈 수도 있다는 점을 기억하자. 또한 손목이 약한 수련자는 손과 발로 몸을 지탱하는 팔 굽혀 펴기 자세 또는 전신을 들어 올리는 자세를 할 때 부상에 주의해야 한다.

빈야사 요가 시퀀스와 자세

／

빈야사 요가 시퀀스 1
QR코드

빈야사 요가 시퀀스 2
QR코드

여기에서 소개하는 빈야사 요가 시퀀스는 하타 요가 시퀀스와 마찬가지로 전반부와 후반부로 나뉘어져 있다. 전반부에 해당하는 시퀀스 1은 앉아서 부드러운 척추 풀기로 시작한다. 좁은 의미의 '빈야사'라고 하는 일련의 연속 동작을 통해 앉아서 하는 자세에서 일어서는 자세로 자연스럽게 바뀌게 된다. 그 후 11개의 아사나를 연결해서 수련하는 태양 경배 체조 A를 반복하는데, 이 태양 경배 체조 A 중 팔 굽혀 내려가기, 위를 향한 개 자세, 아래를 향한 개 자세로 연결되는 부분들이 빈야사를 이루는 동작들이다. 복잡한 듯하지만, 시퀀스를 직접 수련해보면 무슨 의미인지 자연스럽게 터득될 것이다.

시퀀스 1의 거의 마지막에 나오는 옆 판자 자세는 한쪽 손과 발의 바깥쪽 날 부분으로만 몸을 지탱하는 자세이다. 손목이 약한 수련자는 부상을 방지하기 위해 자세 설명과 주의 사항을 꼼꼼히 체크한 후 수련에 임하는 것이 좋다. 시퀀스 1에서 마지막으로 활 자세를 한 후 이어지는 아기 자세는 직전의 활 자세로 인한 척추의 압박을 부드럽게 이완함과 동시에 빈야사 요가의 전반부를 마치고 잠시 쉬면서 호흡을 가다듬는 포즈이다.

시퀀스 2에서는 시퀀스 1을 수련하면서 충분히 풀고 데워진 몸을 본격적으로 늘이고 비틀며 강하게 척추 신장을 한다. 강한 척추 신장 자세인 위를 향한 활 자세를 할 때 허리의 보호를 위해 적절한 호흡 상태에서 반다를 유지하는 것은 필수적이다.

빈야사 요가 시퀀스 1

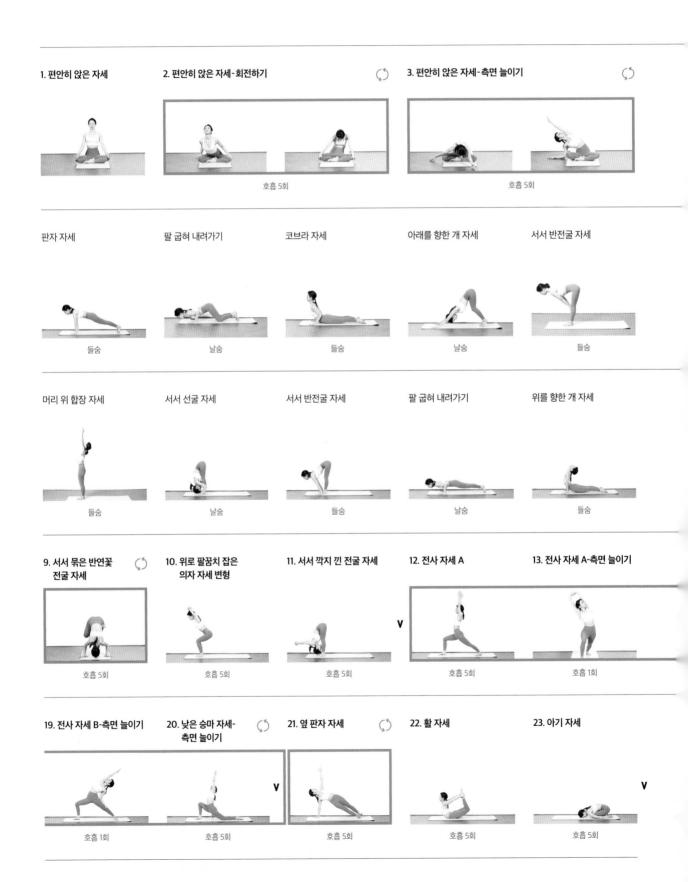

1. 편안히 앉은 자세

2. 편안히 앉은 자세-회전하기

호흡 5회

3. 편안히 앉은 자세-측면 늘이기

호흡 5회

판자 자세

들숨

팔 굽혀 내려가기

날숨

코브라 자세

들숨

아래를 향한 개 자세

날숨

서서 반전굴 자세

들숨

머리 위 합장 자세

들숨

서서 선굴 자세

날숨

서서 반전굴 자세

들숨

팔 굽혀 내려가기

날숨

위를 향한 개 자세

들숨

9. 서서 묶은 반연꽃 전굴 자세

호흡 5회

10. 위로 팔꿈치 잡은 의자 자세 변형

호흡 5회

11. 서서 깍지 낀 전굴 자세

호흡 5회

12. 전사 자세 A

호흡 5회

13. 전사 자세 A-측면 늘이기

호흡 1회

19. 전사 자세 B-측면 늘이기

호흡 1회

호흡 5회

20. 낮은 승마 자세- 측면 늘이기

21. 옆 판자 자세

호흡 5회

22. 활 자세

호흡 5회

23. 아기 자세

호흡 5회

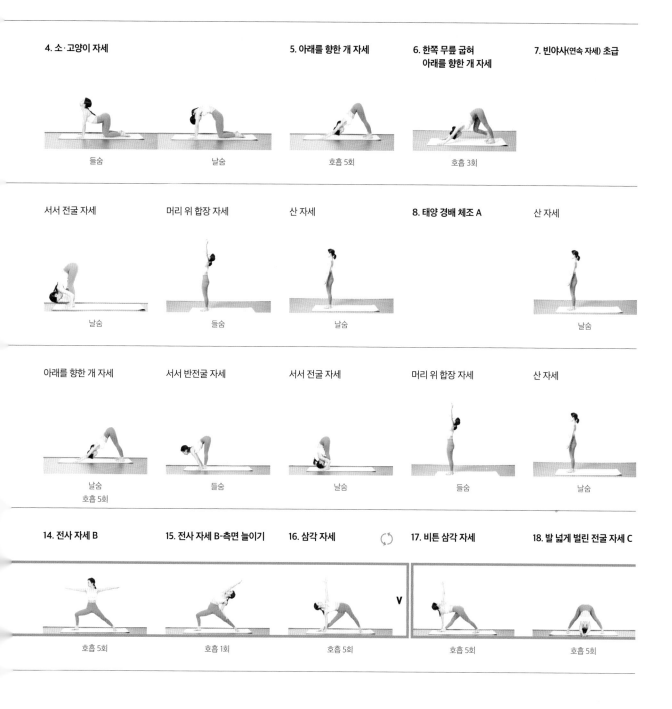

4. 소·고양이 자세

들숨

날숨

5. 아래를 향한 개 자세

호흡 5회

6. 한쪽 무릎 굽혀 아래를 향한 개 자세

호흡 3회

7. 빈야사(연속 자세) 초급

서서 전굴 자세

날숨

머리 위 합장 자세

들숨

산 자세

날숨

8. 태양 경배 체조 A

산 자세

날숨

아래를 향한 개 자세

날숨
호흡 5회

서서 반전굴 자세

들숨

서서 전굴 자세

날숨

머리 위 합장 자세

들숨

산 자세

날숨

14. 전사 자세 B

호흡 5회

15. 전사 자세 B-측면 늘이기

호흡 1회

16. 삼각 자세 ↻

호흡 5회

V

17. 비튼 삼각 자세

호흡 5회

18. 발 넓게 벌린 전굴 자세 C

호흡 5회

01 편안히 앉은 자세(수카 아사나)

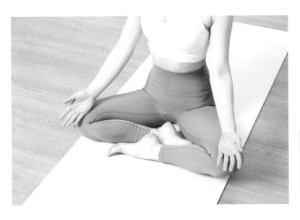 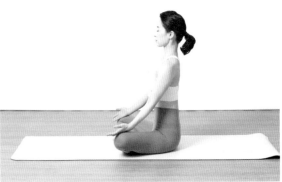

1 엉덩이를 바닥에 대고 편한 양반다리 자세로 앉는다.
2 양발을 회음부 쪽으로 당겨 발바닥이 위를 보도록 놓고 양쪽 무릎은 바깥쪽으로 열어 놓는다.

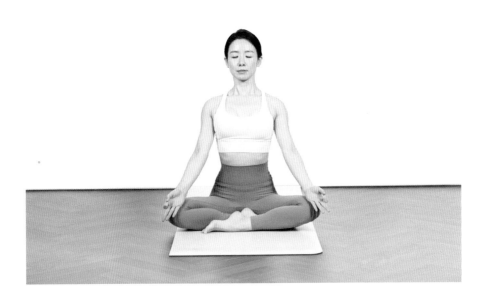

1 바닥에 닿은 엉덩이와 발등으로 바닥을 지그시 눌러 토대를 단단하게 다진다. 이 토대로 바닥을 미는 힘은 척추를 위로 길게 늘이는 데 도움을 주며 모든 자세에서 공통으로 적용된다.
2 골반은 앞이나 뒤로 기울지 않도록 중립으로 두고, 앉은키가 커지듯이 허리, 등, 정수리 뒤쪽을 위로 곧게 늘인다.
3 양쪽 어깨 사이는 서로 멀어지게 좌우로 펼치고 귀와 어깨의 사이도 서로 멀어지게 한다. 이 움직임을 통해 목 뒷면을 확장하고 공간을 만든다.
4 목을 길게 늘인 후 턱을 당기고 귀와 어깨가 수직을 이루도록 한다. 몸 전체가 바닥과 수직인 상태이다.

5   눈을 감고 바닥에 닿아 있는 부분부터 위로, 다시 위에서 아래로 몸 전체를 천천히 훑으며 10회 정도 호흡한다.

TIP | 앞으로 배우게 될 각 자세마다 호흡을 몇 번 하면 좋은지 제시해놓았다. 그러나 이것이 정답은 아니므로 더 머물고 싶다면 길게 호흡해도 좋다. 단 좌우를 반복하는 자세의 경우 좌우 동일한 횟수로 호흡해야 한다.

주의 사항 | 바르게 앉고 싶은 마음에 과도하게 몸에 힘을 주는 경우도 있다. 보통 긴장하거나 과도하게 힘을 주면 어깨와 목이 가장 먼저 경직된다. 어깨와 목이 편안한지 주의 깊게 살펴본다.

허리 뒤가 둥글게 말리거나
고관절이 굳어 무릎이 높게 들리는 경우

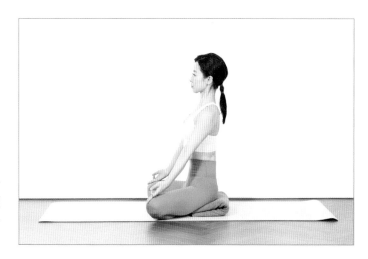

바르게 앉는 것이 힘들고 균형 잡기가 매우 불편하다. 엉덩이 아래에 담요를 두툼히 접어놓고 그 위에 앉으면 척추가 바르게 세워지고 균형 잡기에 도움이 된다.

02 편안히 앉은 자세-회전하기(수카 아사나 변형)

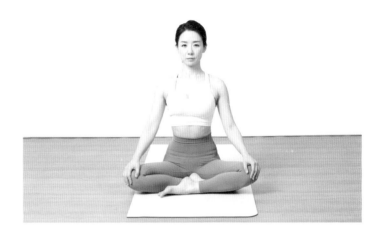

눈을 뜨고 양손으로 무릎을 잡는다.

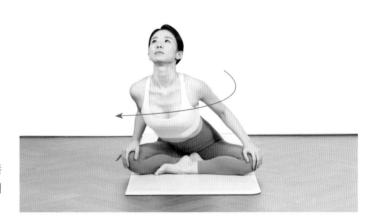

숨을 마시며 가슴을 앞으로 활짝 내밀면서 오른쪽으로 원을 그리기 시작한다. 이때 엉덩이는 뒤로 내밀고 허리 아래쪽으로 C자를 만들며 움직인다.

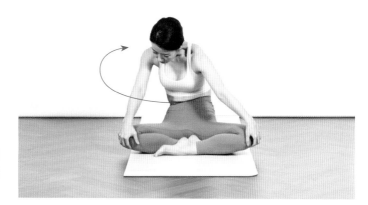

숨을 내쉬며 등을 오른쪽 뒤로 둥글게 말고 왼쪽을
향해 원을 그린다. 이때 꼬리뼈를 바닥으로 눌러 앞
으로 말고 아랫배를 허리 방향으로 깊게 수축한다.

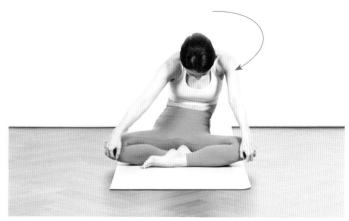

1   최대한 바깥쪽으로 크게 움직여서 척추 전체
    와 골반 주변을 깊게 자극해본다.
2   오른쪽으로 5회 반복한 후, 왼쪽도 동일하게 5
    회 반복한다.
3   숨을 마시며 정면을 보고 편안히 앉은 자세로
    돌아간다.

TIP | 호흡과 움직임이 하나가 된 것처럼 리듬감 있게 움직인다. 위에서 바라봤을 때 바깥쪽으로 큰 원을 그리는데, 이때 몸의 어느 부분들이
자극되는지 계속해서 관찰한다.

주의 사항 | 토대가 되는 엉덩이와 다리가 바닥에서 많이 들리면 몸이 중심을 잃고 흔들릴 수 있으니 가급적 바닥에서 많이 들리지 않도록
한다.

<u>03</u>   편안히 앉은 자세-측면 늘이기(수카 아사나 변형)

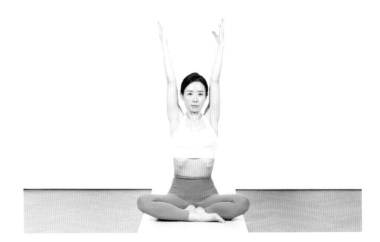

숨을 마시며 양팔을 위로 길게 뻗어 올린다.

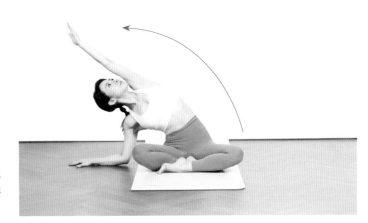

숨을 내쉬며 오른쪽으로 상체를 기울여 오른손으로 바닥을 짚고, 왼팔은 귀 옆으로 길게 뻗어 왼쪽 옆구리를 늘인다.

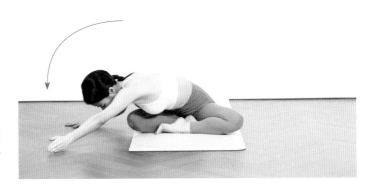

계속해서 상체를 오른쪽 바닥의 앞으로 납작하게 숙이며 왼쪽 손끝으로 바닥의 오른쪽에서 왼쪽 방향으로 원을 그린다.

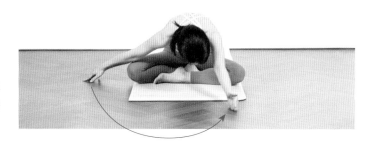

최대한 손끝이 몸과 멀어지는 상태를 유지하고 오른쪽에서 왼쪽 끝까지 바닥을 쓸며 원을 그리는 동안 엉덩이가 바닥에서 들리지 않도록 노력한다.

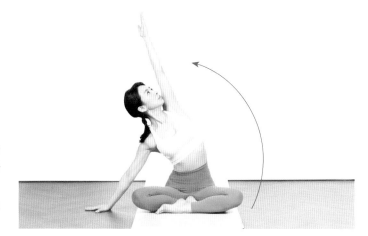

1 숨을 마시며 다시 왼팔로 원을 그리며 위로 들고 왼쪽 옆구리를 길게 늘인다. 시선은 위를 바라본다.
2 숨을 내쉬며 두 번째 사진의 자세(154페이지)로 내려간 후 전체 동작을 5회 반복한다.

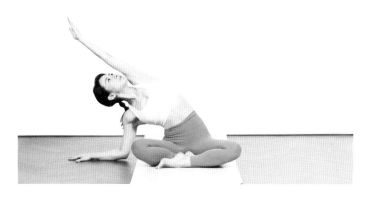

1 두 번째 사진의 자세로 마무리하고 호흡 1회를 유지하며 왼쪽 옆구리를 최대한 스트레칭한다.
2 왼쪽 엉덩이와 무릎이 들리지 않도록 바닥으로 누르고 오른쪽 손바닥으로 바닥을 왼쪽으로 밀어 오른쪽 허리 아랫부분이 조여지지 않도록 공간을 만든다.

↻ **숨을 마시며 상체를 일으키고 반대 방향도 동일하게 실행한다.**

TIP | 호흡과 움직임이 하나가 된 것처럼 마치 춤을 추듯이 리듬감 있게 움직인다. 원을 크게 그릴수록 자극되는 곳이 많아진다.

주의 사항 | 이 자세에서 몸의 토대가 되는 엉덩이와 다리가 바닥에서 들리지 않아야 한다. 토대가 바닥에서 들리면 몸이 흔들리고 관절에 무게를 싣게 되어 무리를 줄 수 있으며 스트레칭의 효과가 떨어진다.

04 소·고양이 자세(마르자리 아사나)

1 양손을 매트 앞으로 뻗어 바닥을 짚고 엉덩이를 든 후 양쪽 다리를 뒤로 풀어 탁자 자세를 만든다.

2 양쪽 손가락은 부채처럼 활짝 펼쳐 양손을 어깨너비로 벌려 바닥을 짚고 손목과 어깨는 수직으로 놓는다.

3 윗등을 허리 방향으로 당겨 귀와 어깨가 멀어지게 한다.

4 양쪽 발등은 골반 너비로 벌려 바닥에 붙이고 무릎과 골반은 수직을 이루게 한다.

5 아랫배를 등 쪽으로 오목하게 수축하고 허리 뒤의 공간을 채운다. 아랫배의 조이는 힘이 허리가 바닥으로 꺼지지 않도록 받쳐줄 것이다.

6 손바닥과 무릎, 발등이 토대 역할을 하며 바닥을 단단히 누른다.

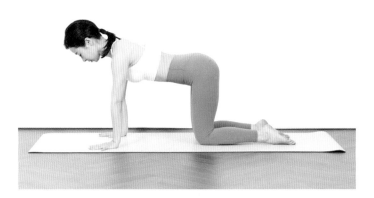

| 소 자세 |

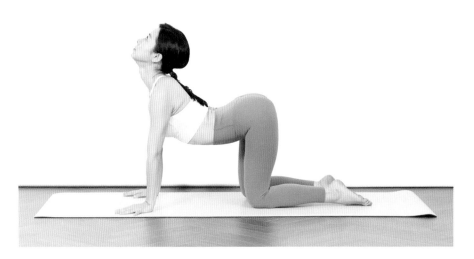

1 숨을 마시며 양쪽 어깨 사이로 가슴을 내밀어 넓게 확장하고 배꼽부터 턱까지 몸의 앞면을 최대한 길게 늘인다.

2 이어서 서서히 고개를 뒤로 젖히는데, 가슴이 충분히 젖혀진 후 마지막에 목을 젖혀야 하고 이때 목 뒷면에 찌릿한 조임이 느껴진다면 더이상 젖히지 않는다.

3 양쪽 어깨 사이는 서로 멀어지고 등 뒤 날개뼈는 서로 가까워지게 한다.

4 엉덩이와 허벅지 뒷부분의 면적이 넓어지는 것을 상상하며 꼬리뼈를 위로 치켜든다. 이때 아랫배의
   조임이 단단해야 허리가 아프지 않다.
5 손과 발등으로 바닥을 단단히 짚어 안에서 밖으로 밀어내듯 좌우로 힘을 주면 몸의 앞면을 늘이는
   데 도움이 된다.

| 고양이 자세 |

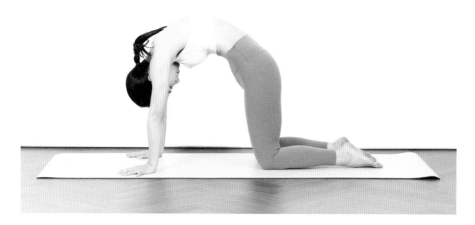

1 숨을 내쉬며 손과 무릎, 발등으로 바닥을 깊게 밀고 등을 위로 둥글게 말아 올린다.
2 꼬리뼈는 바닥으로 깊게 끌어 내리고 아랫배와 앞쪽 갈비뼈를 수축한다.
3 턱을 가슴 방향으로 당겨 목뒤를 늘이고 양쪽 어깨는 귀와 멀어진 상태를 유지한다.
4 들숨에는 소 자세를, 날숨에는 고양이 자세를 만들며 연속해서 5회 반복한다.
5 숨을 마시며 처음 준비 자세로 돌아간다.

   TIP | 몸 앞면과 뒷면이 고르게 수축, 이완을 반복하는 대표적인 척추 운동이며 효과적으로 실행됐다면
   어깨와 목뿐 아니라 척추 전체가 개운해진다.

   주의 사항 | 소 자세에서 몸을 뒤로 젖힐 때 허리 뒤쪽이 경첩처럼 좁게 접히는 경우 요통을 느낄 수 있다.
   몸의 뒤를 조이는 것보다 몸의 앞면을 늘이는 데 집중하고 허리를 뒤로 꺾는 것보다는 등과 가슴을 확장
   하며 젖힌다. 움직일 때 아랫배를 수축하고 괄약근을 조이면 요통을 막을 수 있다.

손바닥 사용법

손과 발은 바닥의 에너지를 흡수해 몸 가운데로 끌어 올리고 다시 척추를 통해 사지로 뻗어나가게 도와주는 아주 중요한 역할을 한다. 발바닥의 힘이 허벅지로 올라가 아랫배로 연결된다면 손바닥의 힘은 팔 근육을 통해 어깨로 올라가고 등을 지나 복부로 간다. 힘이 이 동하는 동선은 다르지만 원리는 같다.

선 자세에서 발바닥이 토대 역할을 한다면 이 자세에서는 손바닥이 토대 역할을 하게 된다. 물론 발등과 무릎도 바닥을 짚고 있지만 상 대적으로 약한 관절들 아래에서 무게를 지탱하고 있는 손바닥의 정확한 쓰임을 알아야 요가를 수련하는 과정에서 흔하게 볼 수 있는 팔 꿈치와 손목 관절의 부상을 예방할 수 있다.

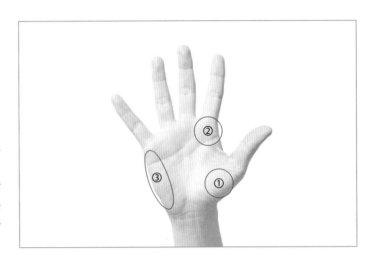

가능하다면 손가락은 최대한 부채처럼 펼치고 두 번째 손가락이 정면을 향하게 하고 바닥에 놓는다. ①엄지손가락 아래의 가장 큰 뼈와 ②집게손가락 아래쪽 뼈, ③그리고 새끼손가락 아래쪽 뼈부터 손 바닥 아랫부분의 넓은 뼈까지 손바닥 전체에 균등 하게 무게를 나누어 싣고 바닥을 누른다.

바닥을 밀어내는 힘도 중요하지만 동시에 손가락 끝으로 바닥을 누른 후 살짝 구부려 손바닥 전체로 바닥을 부드럽게 쥐는 힘도 포함되어야 한다. 이 두 가지가 함께 적용됐을 때 팔꿈치 관절이 꽉 찬 느 낌(이 느낌은 관절을 서서히 손상시킨다)이 사라지고 좀 더 부드럽게 풀림을 알 수 있다. 손바닥으로 바 닥을 미는 힘과 부드럽게 움켜쥐는 두 힘의 결합은 관절의 직접적인 힘이 아닌 그 주변을 감싼 팔 근 육의 수축을 이끌어내고 이 작용이 관절을 보호해 주는 역할을 하게 된다.

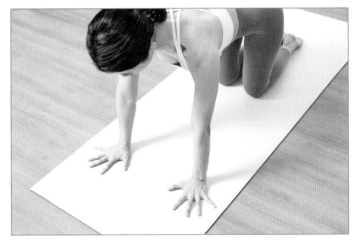

발바닥을 정확하게 사용할 줄 알아야 무릎 관절을 보호하며 다양한 요가 자세를 수행할 수 있는 것처럼 손바닥도 정확한 쓰임을 알아야 손이 토대가 되는 다양한 자세를 수행할 때 손목과 팔꿈치를 보호할 수 있다.

발목이 굳어 발등이 바닥에 닿지 않는다면

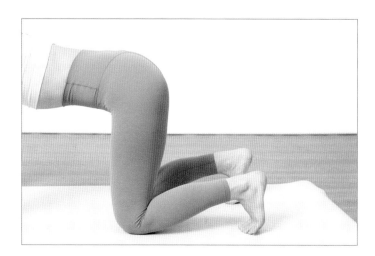

발가락을 세워 바닥을 눌러도 좋다.

05   아래를 향한 개 자세(아도 무카 스바나 아사나)

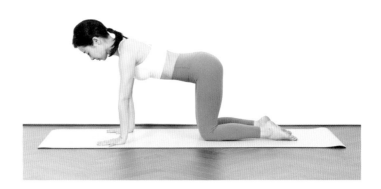

숨을 내쉬며 탁자 자세로 기다린다.

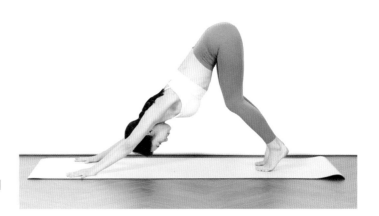

숨을 마시며 발가락을 세운 후 무릎을 바닥에서 떼고 엉덩이를 위로 들어 올린다.

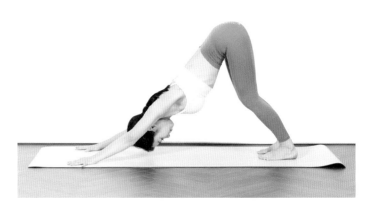

1   숨을 내쉬며 손으로 바닥을 뒤로 밀어 상체가 스트레칭되게 하고 등 뒤 날개뼈를 서로 멀어지게 펼쳐 어깨와 목 주변이 이완되게 한다.
2   발뒤꿈치를 바닥에 붙이며 무릎을 가능한 만큼 서서히 편다. 다리 뒷면을 점차 길게 늘이며 자극을 만들어낸다.

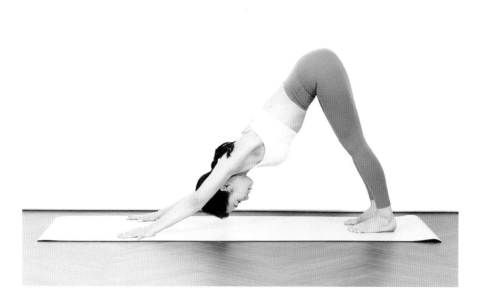

1 들숨과 날숨을 자연스럽게 반복하며 무릎을 완전히 펴고, 기지개를 켜듯 몸의 뒷면을 늘여 산 모양을 만든다.

2 양쪽 어깨 사이는 서로 멀어지게 하며 등 뒤를 넓게 펴고 목의 힘을 뺀 채 발 사이를 바라본다.

3 아랫배와 앞쪽 갈비뼈는 등 쪽으로 조이고 엉덩이를 위로 밀어주는데, 이때 발 전체가 바닥을 누르고 특히 발뒤꿈치를 더 깊게 눌러 엉덩이부터 발뒤꿈치까지의 간격이 최대한 멀어지게 한다.

4 허벅지 앞쪽을 부드럽게 수축하며 아랫배를 허벅지 쪽으로 밀고 전체적인 무게를 다리 뒷면으로 이동시켜 어깨와 상체가 가벼워지게 한다. 이 자세에서 특히 아랫배의 수축을 좀 더 쉽게 실행할 수 있는데 이것을 웃디야나 반다라고 부른다.

5 몸 뒷면 전체를 길게 스트레칭하며 5회 깊게 호흡한다.

주의 사항 | 최대한 기지개를 켜는 느낌에 집중하다 보면 어깨와 등 부위가 바닥으로 지나치게 눌리며 과신전되는 경우가 생기기도 한다. 옆에서 봤을 때 곧게 뻗은 산 모양이어야 하는데 과신전되는 경우 상체 부분이 바닥으로 움푹 꺼진 형태가 된다. 이 경우 목과 어깨 뒤, 등 주변이 조여진 느낌이 든다. 양쪽 날개뼈를 좌우로 넓게 펼치고 앞쪽 갈비뼈와 아랫배를 등 방향으로 수축(웃디야나 반다)해 등과 목뒤에 공간이 느껴지도록 해본다. 척추는 둥글게 말려서도 안 되고 바닥으로 움푹 꺼져서도 안 된다. 균형을 이루는 지점이 어디인지 스스로 찾기 어렵다면 꼭 교사의 지도를 받은 후 실행한다.

몸의 뒷면이 굳어 있는 경우

발뒤꿈치가 바닥에 닿지 않거나 닿더라도 등이 구부러지게 된다. 이 자세에서는 다리를 펴는 것보다 척추를 바르게 펴는 것이 더 중요하다. 등이 굽는다면 두 번째 사진의 자세(160페이지)처럼 발뒤꿈치를 들고 무릎을 굽힌 후 등을 펴거나 세 번째 사진의 자세(160페이지)처럼 무릎만 구부린 채 발뒤꿈치를 바닥으로 내린다. 두 경우 다 등은 반드시 곧게 펴야 하고 다리 뒤는 당기는 자극이 느껴져야 한다.

06   한쪽 무릎 굽혀 아래를 향한 개 자세(아도 무카 스바나 아사나 변형)

1 숨을 내쉬며 오른쪽 발뒤꿈치를 들어 무릎을
아래로 구부린다.

2 동시에 왼쪽 엉덩이를 위로 밀어 올리고 다리
뒤를 최대한 길게 늘여 왼쪽 다리 뒷면부터 왼
쪽 옆구리 전체를 스트레칭한다.

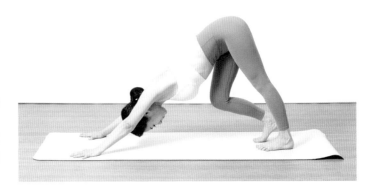

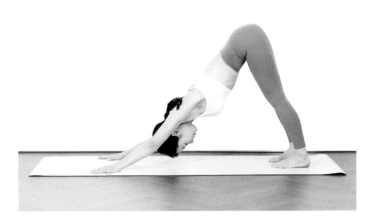

숨을 마시며 오른쪽 무릎을 펴서 양쪽 다리가 다
펴진 상태로 돌아간다.

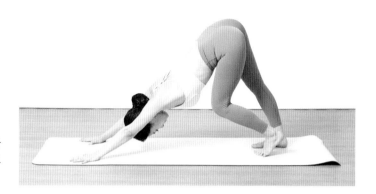

1 숨을 내쉬며 왼쪽 무릎을 아래로 구부린다.
2 동시에 오른쪽 엉덩이를 위로 밀어 올리고 다리 뒤를 최대한 길게 늘여 오른쪽 다리 뒷면부터 옆구리 전체를 스트레칭한다.

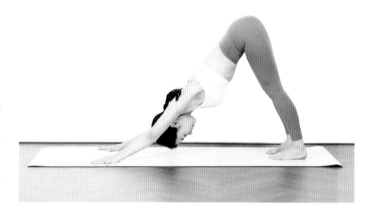

1 숨을 마시며 왼쪽 무릎을 펴서 양쪽 다리가 모두 펴진 상태로 돌아간다.
2 호흡과 다리의 움직임을 일치시켜 마치 춤을 추듯 리듬을 타며 같은 방법으로 3회 반복한다.
3 양쪽 다리를 모두 펴고 아래를 향한 개 자세(161페이지)로 돌아가 1회 호흡한다.

손이 밀릴 경우

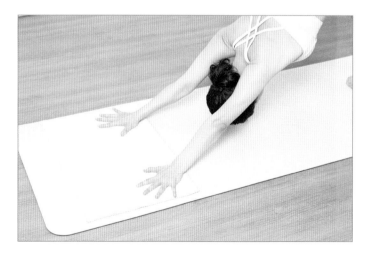

수건을 깔고 손바닥을 그 위에 올린다. 전신에 개운한 느낌이 들도록 기지개를 켠다 생각하며 실행해보자. 강아지가 기지개를 켜는 모습을 보면 쉽게 이해될 것이다.
어깨와 목에 힘이 들어가지 않아야 개운한 효과를 볼 수 있다. 척추가 둥글게 말린다면 무릎을 구부려서 고관절의 움직임을 부드럽게 해준 뒤 척추가 곧게 펴진 자세를 만든다. 아래를 향한 개 자세의 쉬운 자세(160~161페이지)를 참고한다.

07 빈야사(연속 자세) 초급

| 판자 자세(팔라카 아사나) |

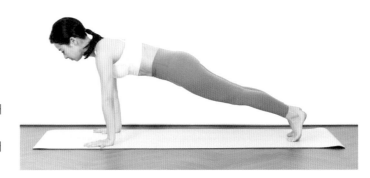

1 숨을 마시며 상체를 앞으로 옮겨 손목과 어깨
   가 바닥과 수직이 되게 한다.
2 아랫배를 허리 방향으로 수축하고 정수리부터
   발뒤꿈치까지 일직선을 만든다.

| 팔 굽혀 내려가기(차투랑가 단다 아사나) |

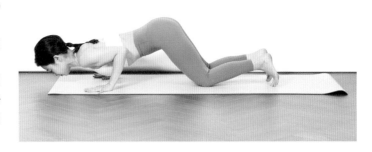

1 숨을 내쉬며 무릎을 굽혀 바닥에 대고 팔을 90
   도로 구부리며 가슴을 대각선 앞으로 내린다.
2 팔꿈치는 벌어지지 않도록 옆구리 옆에 붙이
   고 어깨는 귀와 멀리 떨어뜨린다.
3 이 과정에서 자극되는 부위는 팔이어야 하며
   만약 어깨 위쪽과 목이 자극된다면 윗등 근육
   을 허리 방향으로 당겨 어깨와 귀가 멀리 떨어
   진 상태인지 살펴본다.

| 코브라 자세(부장가 아사나) |

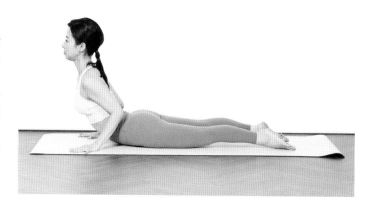

1 숨을 마시며 상체를 앞으로 끌고 나가면서 들어 올리고 팔꿈치는 90도 또는 조금 더 편다. 이때 팔꿈치는 벌어지지 않는다.

2 발등에 힘을 주어 바닥을 누르고 아랫배를 수축한다. 이 웃디야나 반다의 실행은 요통을 예방하는 데에 도움이 된다.

3 꼬리뼈를 바닥으로 말아 내려 허리 뒤의 압박감을 줄이고 양쪽 날개뼈를 아래로 당겨 어깨가 귀와 멀어지게 한다.

| 아래를 향한 개 자세(아도 무카 스바나 아사나) |

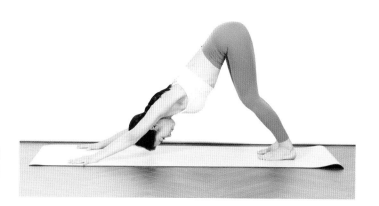

숨을 내쉬며 엉덩이를 위로 들어 올리고 무릎 굽힌 아래를 향한 개 자세를 만든다. 가능하면 양쪽 다리를 모두 펴고 발뒤꿈치를 바닥에 붙인다.

무릎을 구부려도 등이 말린다면

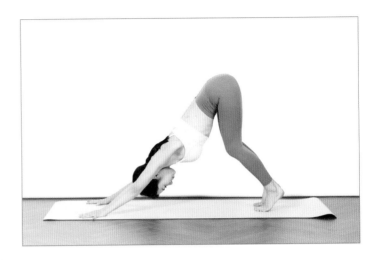

발뒤꿈치를 살짝 든 후 척추를 곧게 편다.

| 서서 반전굴 자세(아르다 웃타나 아사나) |

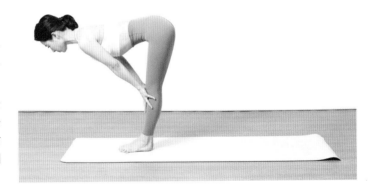

1   숨을 마시며 고개를 들어 앞을 보고 한 발 한 발 양손 사이로 걸어가 발을 모으고 11자로 놓는다.

2   발로 바닥을 단단히 누르고 손으로 정강이를 밀어 가슴을 들어 올린다. 발로 바닥을 누르는 힘과 손으로 정강이를 미는 두 힘은 척추가 앞으로 더 곧게 뻗어지도록 돕는다. 이때 아랫배는 오목하게 수축해 허리 부상을 예방한다.

다리 뒤가 많이 당긴다면

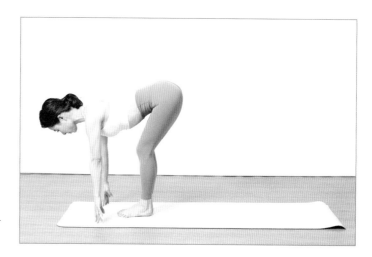

손끝을 발보다 앞쪽 바닥에 대고 무릎을 약간 구부
려도 좋다.

┃ 서서 전굴 자세(웃타나 아사나) ┃

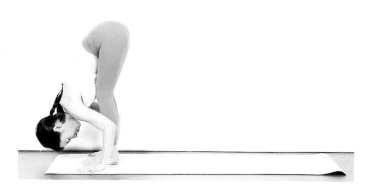

1   숨을 내쉬며 무릎을 살짝 굽히고 상체를 숙여
    몸의 앞부분을 허벅지와 가깝게 붙인다.

2   목은 힘을 빼서 정수리가 바닥을 향하게 하고
    날개뼈를 허리 방향으로 당겨 양쪽 어깨가 귀
    와 멀어지게 한다.

3   발로 바닥을 깊게 누르고 허벅지 앞을 끌어 올
    리며 아랫배를 좀 더 깊게 수축한다. 이 적용이
    더 깊은 전굴을 이끌어낸다.

4   다리 뒤쪽 근육(햄스트링)이 길게 스트레칭되는
    감각을 느끼며, 손으로 바닥을 지그시 민다. 그
    힘으로 몸을 좀 더 깊게 숙일 수 있다.

5   가능하다면 무릎을 완전히 편다. 그러나 등이
    둥글게 말려서는 안 된다.

| 머리 위 합장 자세(우르드바 하스타 아사나) |

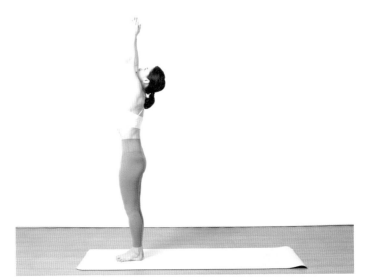

1. 숨을 마시며 양팔을 위로 뻗어 올리고 고개를 젖혀 손을 본다.
2. 허리가 아치로 꺾이지 않도록 꼬리뼈를 바닥으로 낮추고 아랫배의 조임을 유지한다.
3. 발로 바닥을 깊게 누른 상태로 배꼽부터 손끝까지 몸의 앞면은 위로 뻗어 올려 상반된 힘에 의해 최대한 스트레칭이 되게 한다.

| 산 자세(타다 아사나) |

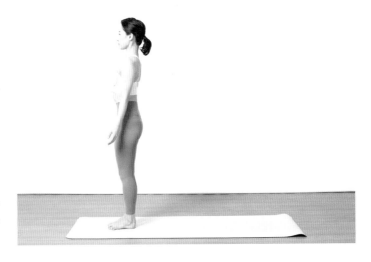

1. 숨을 내쉬며 양팔을 내려 허벅지 옆에 두고 정면을 바라본다.
2. 발바닥 전체에 무게를 고르게 싣고, 발로 바닥을 미는 힘으로 척추가 위로 길어지게 한다.
3. 엉덩이 사이를 살짝 조이고 아랫배를 허리 뒤로 수축한다.
4. 꼬리뼈를 바닥으로 말아 내리며 골반을 중립으로 하고 가슴을 편다.
5. 양쪽 어깨가 서로 멀어지게 좌우로 펼치고 목을 길게 위로 늘인 후 턱을 당겨 어깨와 귀가 수직이 되게 놓는다.

6   키가 커지는 듯한 느낌으로 몸을 길게 늘이면서 5회 호흡한다.

    TIP | 산 자세는 몸의 모든 부분이 길게 늘어나는 듯한 느낌을 준다. 발바닥은 바닥 밑으로 들어가는 듯한 느낌이며 정수리는 위로 당겨져 올라간다고 생각한다. 실제로 바른 자세는 키를 1cm는 늘일 수 있다. 좀 더 상세한 발바닥 사용법은 69페이지를 참고한다.

    빈야사의 뜻 그대로 물 흐르듯 부드럽게 움직여보자. 자세가 완벽하지 않아도 좋으니 멈추지 않고 앞의 자세와 현재의 자세가 이어진다는 느낌으로 움직여본다.

    주의 사항 | 힘을 줘야 하는 부분과 빼야 하는 부분을 구별하는 것이 중요하다. 발이 바닥을 누르는 힘은 단단해야 하고 아랫배는 풀어지지 않게 수축하지만 어깨와 목 주변부는 편안하게 느껴져야 한다.

    움직임이 연속되는 빈야사 요가의 특성상 처음에는 자세를 따라가기에 바빠서 자신도 모르게 호흡을 멈추고 있을 수 있다. 순간순간 숨을 참고 있지는 않은지 끊임없이 체크하기 위해 성문을 살짝 조여 호흡의 소리를 내고(웃자이 호흡) 그 호흡 소리를 들으며 확인한다. 호흡과 움직임이 하나가 되어야 숨이 가빠지지 않게 조절할 수 있고 지속적으로 시퀀스를 이어 갈 수 있다.

    이 연속 자세를 이어가는 동안 손바닥은 계속해서 바닥을 강하게 눌러야 한다. 빈야사 요가에서는 특히 손으로 바닥을 짚는 자세가 많은데 무게를 손바닥 전체에 균등하게 나누지 못하면 손목에 부상을 입을 수도 있다. 손바닥 안쪽이 들리거나 밀려 움직이지 않도록 주의한다.

08 태양 경배 체조 A(수리야 나마스카라 A)

| **산 자세(타다 아사나 또는 사마스티티)** |

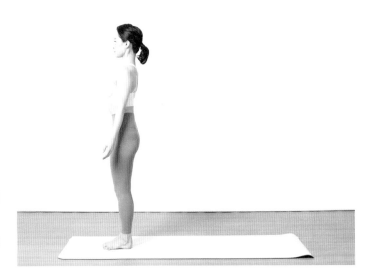

숨을 내쉬며 발을 11자로 가지런히 붙여 바르게
선다.

TIP | 태양 경배 체조 A를 하며 힘든 자세가 있다면
빈야사 초급(164~169페이지)을 참고한다.

| **머리 위 합장 자세(우르드바 하스타 아사나)** |

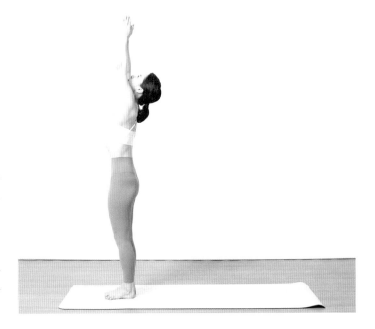

1 숨을 마시며 양팔을 위로 들어 올려 손바닥을
    맞대고 가슴을 열며 고개를 젖힌 후 엄지손가
    락을 본다. 가슴이 충분히 젖혀진 후 마지막으
    로 목을 젖혀야 목뒤가 불편하지 않다.
2 허리가 아치로 꺾이지 않도록 아랫배를 조이
    고, 꼬리뼈를 바닥으로 말아 내린 후 발뒤꿈치
    로 바닥을 단단히 누른다. 뒤로 젖히는 자세가
    아니라 배꼽부터 손끝까지 몸의 앞면 전체와
    옆구리를 늘이는 자세이다.

| 서서 전굴 자세(웃타나 아사나) |

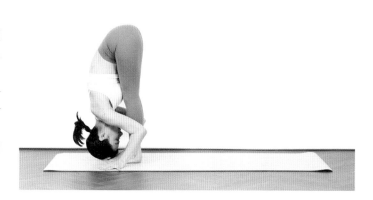

1 숨을 내쉬며 골반을 앞으로 굽혀 상체를 숙이고 최대한 몸의 앞면을 허벅지와 가깝게 붙인다.
2 목은 힘을 빼고 아래로 길게 늘여 떨어뜨린다.
3 어깨와 귀가 서로 멀어지게 하며 등이 둥글게 말리지 않도록 척추를 곧게 뻗어 아래로 내린다.
4 발로 바닥을 깊게 누르며 그 힘으로 엉덩이를 위로 밀어 올리고 아랫배를 오목하게 수축한다. 이 적용이 상체를 더 깊게 전굴시킨다.
5 손으로 바닥을 앞으로 밀면 상체가 더 깊게 내려가고 다리 뒤쪽의 당기는 자극이 좀 더 강해진다.

| 서서 반전굴 자세(아르다 웃타나 아사나) |

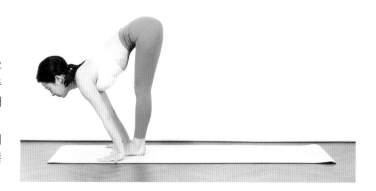

1 숨을 마시며 발로 바닥을 단단히 누른 채 손으로 바닥을 밀어 가슴을 앞으로 편다. 이때 척추가 굽지 않도록 일직선으로 곧게 뻗는다. 이때 아랫배는 오목하게 조인다.
2 목을 들기 이전에 가슴을 먼저 펴고 윗등을 허리 쪽으로 당겨야 목 근육에 무리가 없이 앞쪽 바닥을 볼 수 있다.

| 팔 굽혀 내려가기(차투랑가 단다 아사나) |

1 숨을 내쉬며 한 발 한 발 뒤로 걸어가 양쪽 팔
   꿈치를 직각으로 굽히며 내려간다.
2 팔꿈치와 옆구리를 붙이고 몸의 뒷면 전체가
   일직선이 되도록 유지한다. 등 부상을 막기 위
   해서는 어깨가 팔꿈치보다 너무 깊이 내려가
   지 않도록 주의해야 한다.
3 허리가 꺾이지 않도록 아랫배를 오목하게 조
   이고, 등 위의 근육을 허리 방향으로 끌어 내려
   어깨와 귀가 멀어진 상태로 내려간다.

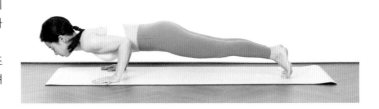

| 위를 향한 개 자세(우르드바 무카 스바나 아사나) |

1 숨을 마시며 손으로 바닥을 강하게 밀어 몸을
   들어 올린다. 발등도 바닥을 함께 밀어 하체의
   힘이 느껴지게 한다. 이때 손바닥과 발등을 제
   외한 몸의 모든 부분이 바닥에서 들려 있는 상
   태이다.
2 목과 허리 뒤가 꺾이지 않도록 바깥쪽으로 크
   게 원을 그리며 몸을 뒤로 젖힌다.
3 가슴을 먼저 열고 목은 어깨와 귀의 간격이 충
   분히 멀어지게 늘인 후 마지막으로 젖힌다.
4 몸의 앞면이 전체적으로 늘어나고 상대적으
   로 몸의 뒷면은 수축된다. 그러나 이것은 상대
   적인 느낌일 뿐 몸 뒷면의 수축이 과해서는 안
   된다.

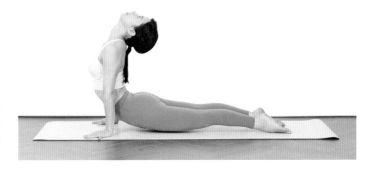

| 아래를 향한 개 자세(아도 무카 스바나 아사나) |

1 숨을 내쉬며 손으로 바닥을 뒤로 밀어 엉덩이를 위로 들고 발바닥을 바닥에 붙인다.

2 양쪽 날개뼈와 어깨가 서로 멀어지게 펼치고 아랫배를 허벅지 방향으로 밀어 무게를 다리 뒷면으로 보낸다.

3 손과 발을 활짝 펼쳐 바닥을 단단하게 지탱하고 허벅지 앞을 수축해 엉덩이를 위로 밀어 올린다.

4 전신을 길게 늘이며 5회 깊은 호흡한다(161페이지, 아래를 향한 개 자세 참고).

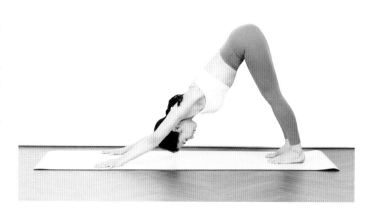

| 서서 반전굴 자세(아르다 웃타나 아사나) |

1 숨을 마시며 한 발 한 발 앞으로 걸어 들어가 발을 양손 사이에 놓는다.

2 양쪽 손바닥이나 손끝으로 바닥을 밀어 척추를 앞으로 길게 늘인다. 이때 발로 바닥을 단단히 누르고 아랫배를 오목하게 수축한다.

3 목뒤의 불편함이 없도록 가슴 먼저 들어 올리고 어깨가 귀와 멀어지게 한 후 고개를 들어 앞쪽 바닥을 바라본다.

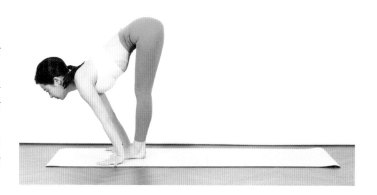

| 서서 전굴 자세(웃타나 아사나) |

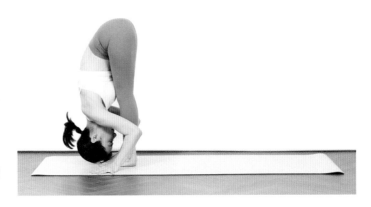

1 숨을 내쉬며 골반을 앞으로 굽혀 상체를 숙인다. 배와 가슴이 허벅지와 맞닿는다.
2 어깨와 귀는 멀어지게 하고, 아랫배를 조이며 등이 말리지 않도록 곧게 편다.
3 발로 바닥을 밀어내고 그 힘으로 엉덩이를 위로 밀어 올리며 다리 뒤쪽의 자극에 집중한다.

| 머리 위 합장 자세(우르드바 하스타 아사나) |

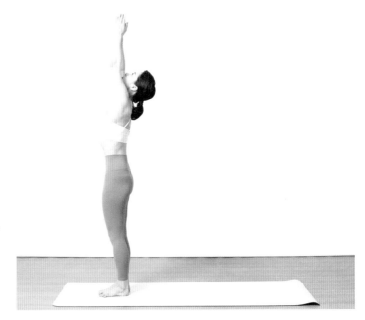

1 숨을 마시며 양팔을 들어 올려 손바닥끼리 맞댄다. 가슴을 먼저 열고 그 후 고개를 젖혀 엄지손가락을 본다.
2 허리가 아치로 꺾이지 않도록 아랫배를 조이고 발뒤꿈치로 바닥을 꾹 누른다.

| 산 자세(타다 아사나) |

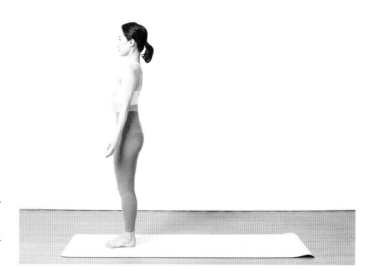

1   숨을 내쉬며 양손을 허벅지 옆으로 내리고 바
    르게 선다.
2   태양 경배 체조 A(170~175페이지)를 3회 반복
    한다.

TIP | 태양 경배 체조는 몸의 온도를 높여 근육과 관절을 부드럽게 만드는 데 그 목적이 있다. 준비 운동이라고 생각하면 된다. 자세가 완벽하지 않아도 되니 호흡에 몸을 맞추어 계속 움직이는 데 집중한다.

주의 사항 | 움직임이 계속되면 호흡이 가빠지거나 어느 순간 숨을 참고 있을 수 있다. 계속 호흡이 이루어지고 있는지 집중한다.

09 서서 묶은 반연꽃 전굴 자세(아르다 밧다 파드모타나 아사나)

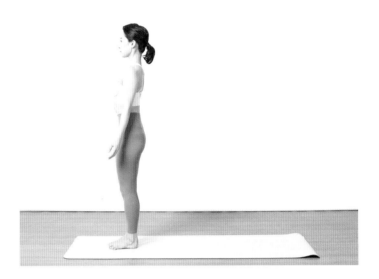

산 자세로 준비한다.

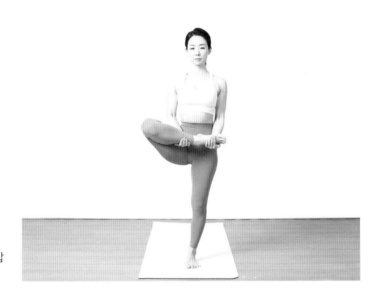

숨을 마시며 양손으로 오른쪽 발등과 정강이를 잡
아 배 가까이 끌어 올린다.

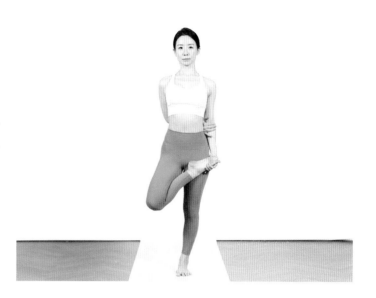

1 왼손으로 오른쪽 발등을 잡아 발바닥이 바깥쪽을 향하도록 회전하고 왼쪽 허벅지 맨 윗부분에 올려놓는다.

2 호흡은 자연스럽게 이어가며 왼손으로 발등을 잡아 고정시키고 오른쪽 무릎은 바닥을 향해 내린다.

3 오른쪽 어깨를 뒤로 젖혀 열고 오른팔을 등 뒤로 크게 돌려 왼팔 안쪽을 잡은 후 숨을 마시며 양쪽 어깨를 좌우로 펴고 가슴을 들어 올린다.

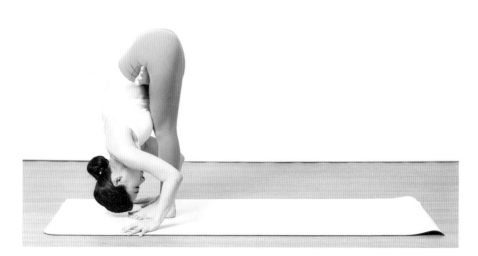

1 숨을 내쉬며 양손을 풀고 골반을 앞으로 굽혀 천천히 상체를 숙인다.

2 상체를 숙이는 과정에서 무릎에 과도한 무게가 실리지 않도록 무릎을 살짝 구부리고 발바닥과 허벅지의 힘으로 버티며 내려간다.

3 양손으로 발 바깥쪽 바닥을 짚고 팔꿈치는 뒤로 구부린다.

4 발로 바닥을 강하게 밀며 엉덩이를 높이 들어 올리고 최대한 몸의 앞면을 허벅지에 가깝게 붙인다. 이때 양쪽 엉덩이의 높이가 같아야 한다.

5 아랫배를 수축하고 오른쪽 발뒤꿈치가 아랫배를 눌러 자극하게 한다.

6 양쪽 날개뼈를 허리 쪽으로 당겨 양쪽 어깨와 귀가 멀어지게 하고 양손으로 바닥을 앞으로 밀어 몸을 좀 더 깊게 숙인다.

7 골반부터 정수리까지 척추 전체를 길게 아래로 늘인다.

8 왼쪽 다리 뒷면과 오른쪽 고관절부터 허벅지, 발등까지 스트레칭하며 5회 호흡한다.

1 숨을 마시며 손바닥이나 손끝으로 바닥을 밀어 가슴을 들고, 숨을 내쉬며 왼쪽 무릎을 구부리고 기다린다.

2 숨을 마시며 발로 바닥을 단단히 밀면서 상체를 세운다.

3 이 과정에서 무게가 무릎으로 많이 실리지 않도록 무릎을 살짝 구부리고 발바닥과 허벅지 힘으로 올라간다. 이때 웃디야나 반다는 무릎과 허리의 부상을 예방한다.

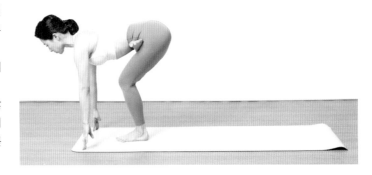

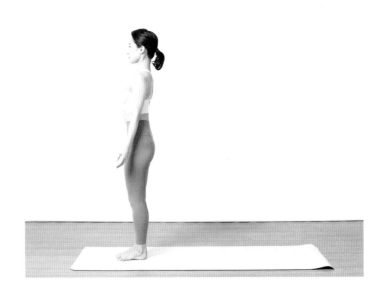

숨을 내쉬며 다리를 풀고 산 자세로 돌아간다.

🔄 **반대쪽도 동일하게 실행한다.**

주의 사항 | 관절염이 있거나 관절에 통증이 있는 상태라면 무릎을 비트는 자세는 생략한다. 대신 쉬운 자세를 통해 무릎 관절에 직접적인 자극 없이 고관절 주변을 스트레칭한다.

손목이 바닥에 닿지 않는다면

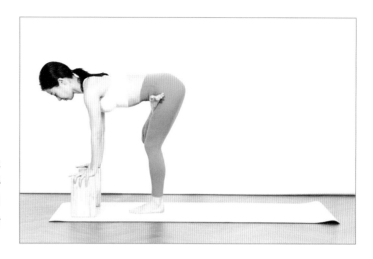

블록을 양손 아래에 두고 무릎을 구부리거나 편다. 이때 블록을 짚은 양손은 균형을 잃지 않게 도와주는 정도로만 사용하고 가능한 한 왼쪽 다리의 근력으로 유지해본다. 자신의 몸 상태에 맞춰 블록의 높이를 조절할 수 있다.

관절염이 있거나
고관절과 발목이 굳어서 어렵다면

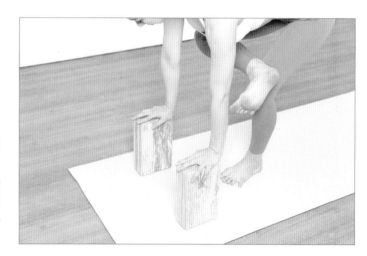

오른쪽 발목을 ㄱ자로 꺾고 왼쪽 무릎 바로 위에 오른쪽 발목 바깥쪽을 올린다.
오른쪽 발목으로 왼쪽 허벅지를 누른 상태로 오른쪽 무릎을 바깥쪽으로 열어 고관절과 엉덩이, 허벅지 바깥쪽의 자극을 느껴본다. 이때도 관절에 통증이 느껴지면 즉시 풀어줘야 한다.

<u>10</u> 위로 팔꿈치 잡은 의자 자세(웃카타 아사나 변형)

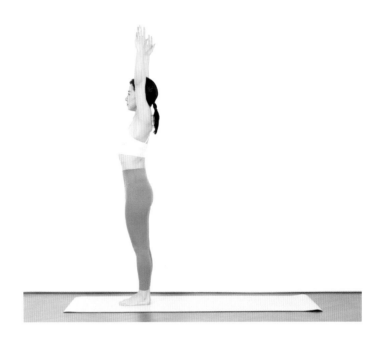

숨을 마시며 양팔을 위로 길게 뻗어 올린다.

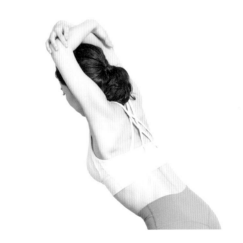

숨을 내쉬며 양손으로 각각 반대편 팔꿈치를 잡아
머리 뒤로 젖히고 무릎을 직각으로 굽히며 앉는다.
상체의 각도는 45도 정도로 앞으로 살짝 기울인 상
태이다.

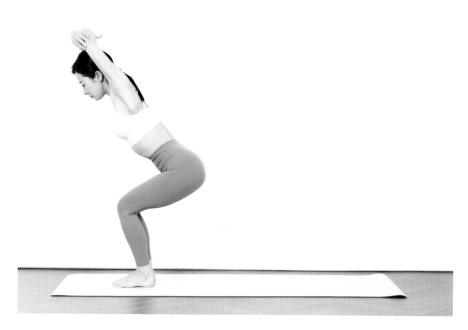

1   양팔은 머리 뒤로 넘기고 가슴을 편 후 턱을 뒤통수 방향으로 집어넣어 목을 바르게 세우고 앞쪽 바닥을 바라본다. 이때 양쪽 날개뼈를 허리 방향으로 끌어 내려 어깨와 귀가 멀어지게 하고 목 뒷면을 이완한다.

2   앞쪽 갈비뼈와 아랫배를 등 쪽으로 수축해 아랫배를 단단히 조이고 엉덩이를 뒤로 민다.

3   무게가 발 전체에 고르게 실리게 하고 바닥으로 깊게 누른다. 허벅지 전체가 뜨거워지는 듯한 자극이 느껴질 것이다.

4   만약 무릎에 무게가 실려 통증이 느껴진다면 엉덩이를 좀 더 뒤로 빼고 발뒤꿈치에 무게를 더 싣는다.

5   엉덩이를 뒤로 밀 때 정수리는 대각선 앞으로 길게 뻗어 엉덩이와 정수리가 서로 멀어지게 하며 척추를 길게 늘인다.

6   5회 깊게 호흡한다.

TIP | 마치 투명 의자에 앉은 듯한 느낌을 상상한다. 무게가 무릎이 아닌 엉덩이로 가는 것을 느끼면 도움이 된다.

주의 사항 | 이 자세를 할 때 무릎이 아픈 경우가 종종 발생한다. 허벅지 근육이 약할 경우 무릎을 덜 굽히고 조금 높은 의자에 앉았다고 상상해본다. 무릎이 발가락 앞으로 나와도 무게가 무릎 관절에 실리게 되고 이 또한 무릎이 손상될 수 있다. 반드시 허벅지 전체와 엉덩이에 자극이 느껴져야 한다.

11 서서 깍지 낀 전굴 자세(웃타나 아사나 변형)

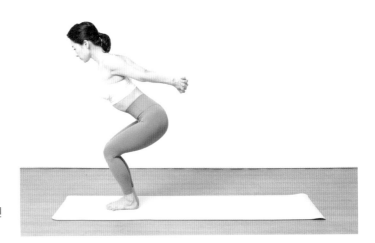

숨을 마시며 양손을 풀고 등 뒤로 가져가 깍지를 낀다. 양손을 뒤로 당겨 어깨를 뒤로 젖힌다.

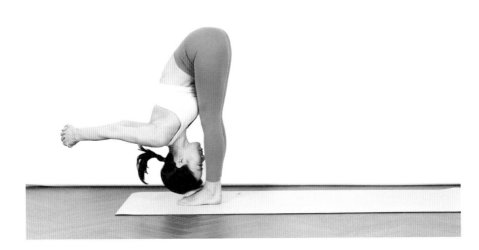

1 숨을 내쉬며 골반을 앞으로 굽혀 상체를 숙인다.
2 목에 힘을 빼 바닥으로 툭 떨구고, 양쪽 어깨를 뒤로 젖힌 후 등 뒤로 멀리 넘긴다. 이때 어깨와 귀가 가깝게 붙지 않도록 주의한다.
3 발로 바닥을 밀며 서서히 다리를 펴고 허벅지 앞과 아랫배를 수축한다.
4 최대한 몸의 앞면이 다리와 가까워지게 하고 배와 허벅지의 간격이 많이 벌어지지 않도록 유지한다.
5 다리 뒷면과 어깨 주변의 자극을 느끼며 5회 호흡한다.

척추가 둥글게 말리거나
다리 뒷면이 당겨 어렵게 느껴진다면

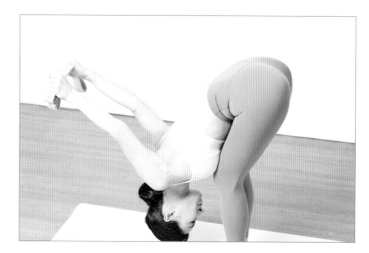

무릎을 충분히 구부리고 척추를 편 상태로 내려
가며 다리 뒤를 조금씩 더 늘인다. 양손으로 깍지
를 끼는 것이 힘들다면 양손으로 벨트를 잡아 대
체한다.

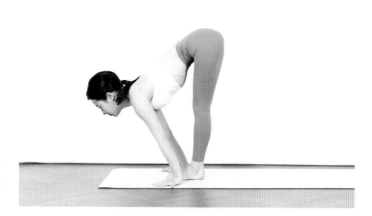

숨을 마시며 손을 풀어 발 옆에 내려놓는다. 양쪽
손바닥 또는 손끝으로 발 옆 바닥을 밀어 가슴을
편 후 빈야사로 연결한다.

| 빈야사 | 172~173페이지를 참고한다. 초급자의 경우 빈야사 초급(164~165페이지)을 참고한다.

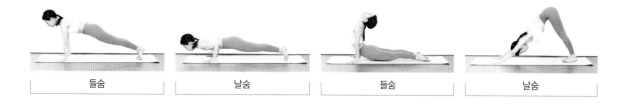

| 들숨 | 날숨 | 들숨 | 날숨 |

12   전사 자세 A(비라바드라 아사나 A)

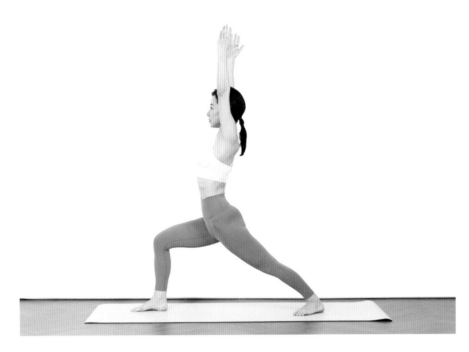

1   아래를 향한 개 자세에서 1회 호흡한 후 왼발을 45도 이상 바깥쪽으로 돌린다.

2   숨을 마시며 오른발을 오른손 안쪽에 놓고 무릎을 90도 구부린 후 양팔을 위로 뻗으며 상체를 일으
    키고 정면을 응시한다.

3   숨을 내쉬며 양쪽 발로 바닥을 단단히 누르고 오른쪽 골반을 뒤로 밀며 왼쪽 골반은 앞으로 당겨 양
    쪽 골반을 평행으로 둔 뒤 높낮이도 맞춘다.

4   왼쪽 발날 바깥쪽이 들리지 않도록 뒤로 곧게 뻗어 종아리 뒤와 허벅지 앞부분을 스트레칭한다.

5   꼬리뼈를 아래로 말아 내리고 아랫배를 허리 뒤쪽으로 수축해 허리가 아치로 꺾이지 않게 한다.

6   윗등 근육을 아래로 끌어 내려 어깨와 귀의 간격을 멀리하고 배꼽부터 가슴 앞면을 지나 양손 끝까
    지 위를 향해 늘인다.

7   꼬리뼈와 양쪽 발은 바닥으로 내려가는 힘, 배꼽부터 손끝까지는 위를 향해 뻗는 힘, 이 두 가지 상반
    된 힘이 더 강력한 스트레칭을 이끌어내고 아랫배를 뒤로 조이는 힘(웃디야나 반다)이 중간에서 균형
    을 잡아준다.

8   정면을 응시하고 5회 깊게 호흡한다.

13   전사 자세 A-측면 늘이기(비라바드라 아사나 A 변형)

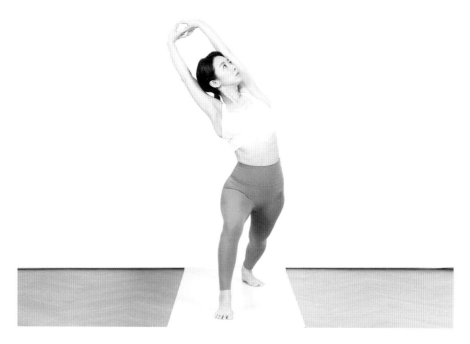

1   숨을 마시며 양손으로 깍지를 낀 후 손바닥을 위로 뒤집어 팔 전체를 곧게 뻗는다.

2   숨을 내쉬며 상체를 오른쪽으로 기울여 왼쪽 측면 전체를 길게 늘인다.

14 전사 자세 B(비라바드라 아사나 B)

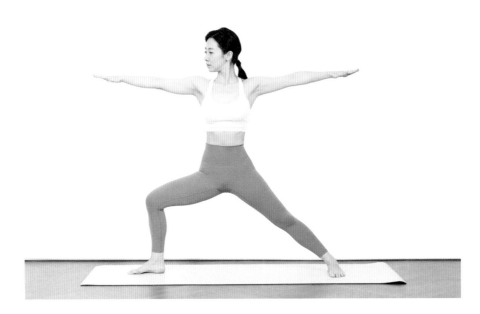

1 숨을 마시며 상체를 바로 세운다.

2 숨을 내쉬며 몸을 왼쪽으로 돌리고 양팔을 좌우로 길게 뻗는다.

3 오른쪽 발끝은 여전히 오른쪽을 향하며 무릎을 90도로 구부리고, 왼쪽 무릎은 곧게 펴 발끝이 정면
   을 향하도록 돌린다.

4 양쪽 발에 무게를 동일하게 싣고 좌우 골반의 높이를 맞춘다.

5 아랫배를 수축하고 꼬리뼈를 바닥으로 말아 내려서 허리가 아치 모양으로 꺾이지 않도록 한다.

6 양쪽 허벅지가 서로 반대 방향으로 멀어지도록 안에서 바깥쪽으로 회전하듯 힘을 주고, 양쪽 다리의
   힘이 팽팽한 균형을 이루게 한다. 상반된 힘의 균형이 잘 맞아떨어질 때 에너지 소모가 최소화된다.

7 좌우로 길게 팔을 펴 양쪽 날개뼈와 양쪽 손끝이 서로 멀어지게 한다. 윗등 근육을 아래로 끌어 내려
   귀로부터 어깨가 멀어지게 한다.

8 고개를 오른쪽으로 돌려 오른손을 바라보며 5회 깊게 호흡한다.

TIP | 정확한 방법으로 수련하면 단단한 하체의 힘과 양쪽 손끝으로 뻗어나가는 에너지의 확장을 느낄
수 있는 자세이다. 각 관절의 위치와 근육의 사용 방향을 정확히 숙지하고 내적인 감각에 함께 집중하면
서 수련하면 신체의 에너지와 자신감을 고양시킬 수 있다.

척추와 골반, 무릎의 올바른 정렬법

골반이 앞으로 기울어 엉덩이가 뒤로 빠지면 배가 앞으로 볼록 나온 형태가 된다. 이는 자세가 잘못된 것으로, 바른 자세는 옆에서 보았을 때 정수리부터 엉덩이까지 일직선으로 세워져 있다. 잘못된 자세를 방지하려면, 아랫배를 조이고 꼬리뼈 부근(또는 엉덩이)을 아래로 말아 내려 골반을 중립으로 세운다. 등과 허리가 젖혀지지 않고 반듯하게 세워져 있는지도 체크한다. 오른쪽 무릎이 안으로 쏟아지지 않도록 허벅지를 바깥쪽으로 열고 발날 바깥쪽에 힘이 주어졌는지 확인한다. 이때 무릎의 위치가 두 번째 발가락 위에 위치해야 한다.

발바닥 사용법(69페이지)을 참고해 적용해보자. 모든 선 자세에서는 발바닥 사용법을 참고하는 것이 좋다.

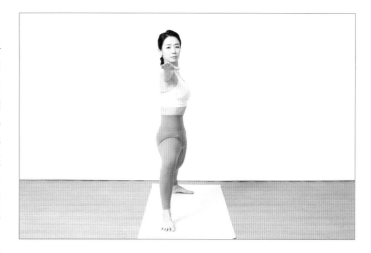

15   전사 자세 B-측면 늘이기(비라바드라 아사나 B 변형)

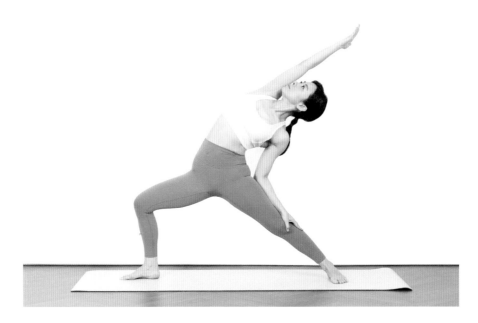

1   숨을 마시며 왼손으로 왼쪽 정강이 또는 허벅지를 짚고 왼쪽으로 몸을 기울인다.
2   숨을 내쉬며 오른팔을 귀 옆으로 뻗고 오른쪽 측면을 길게 늘이며 위를 본다.
3   오른쪽 무릎은 안으로 쏟아지지 않아야 한다. 오른쪽 고관절 부근부터 옆구리를 지나 손끝까지 길게
    늘어나며 자극된다.

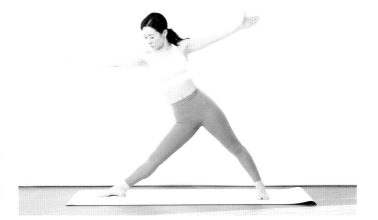

1   숨을 마시며 오른쪽으로 상체를 들어 올리고
    오른쪽 무릎을 편 후 양팔을 좌우로 펼친다.
2   숨을 내쉬며 상체를 오른쪽으로 늘이면서 내
    려간다.

16 삼각 자세(웃티타 트리코나 아사나)

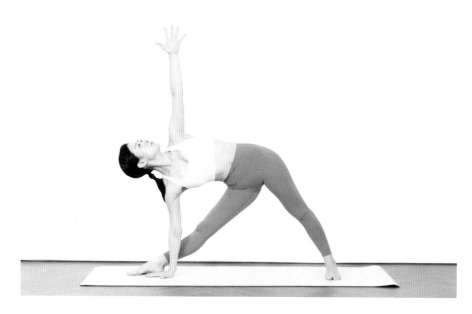

1 오른손으로 발날 안쪽 바닥을 짚고 왼손을 위로 뻗어 올린다.

2 양쪽 골반을 왼쪽으로 밀고 정수리를 오른쪽으로 밀어 척추를 곧게 편 후 배꼽부터 가슴 순서대로 위로 향해 회전해 왼손을 바라본다.

3 오른쪽 골반을 바닥 방향으로 말아 내린 후 앞으로 밀어 엉덩이가 뒤로 빠지지 않게 하고 왼쪽 골반을 바깥쪽으로 회전한다.

4 오른손으로 바닥을 깊게 밀며 왼쪽 손끝은 위로 뻗어 양손 사이가 서로 멀어지게 한다. 윗등 근육을 허리 방향으로 끌어 내려 어깨와 목 주변이 확장되게 한다.

5 발로 바닥을 단단히 누르고 허벅지 앞을 수축해 무릎에 무게가 너무 많이 실리지 않도록 한다.

6 양쪽 허벅지 안쪽을 바깥쪽으로 회전하며 발날 바깥쪽에 충분히 힘을 싣는다. 물론 엄지발가락 아래 뼈도 들리지 않아야 한다.

7 몸 전체가 사방으로 확장되고 왼쪽 측면이 자극되는 감각에 집중하며 5회 깊게 호흡한다.

주의 사항 | 무릎이 과하게 펴지면 무릎 관절이 꽉 차는 느낌이 들면서 압박되어 서서히 손상될 수 있다. 무릎을 살짝 구부려 꽉 찬 느낌이 사라지게 하고 통증이 있지는 않은지 주의 깊게 관찰한다.

척추와 골반의 올바른 정렬법

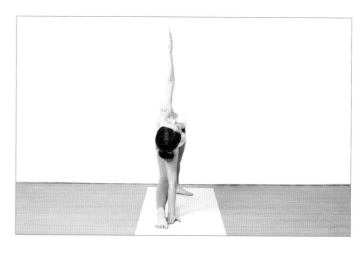

아랫배를 조이고 오른쪽 골반을 아래로 회전해 앞으로 내밀고 왼쪽 골반을 뒤로 젖힌다. 등을 뒤로 당겨 상체가 하체보다 앞으로 기울어지지 않게 한다.

손이 바닥에 닿지 않는다면

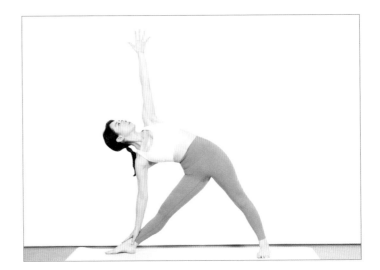

손으로 정강이나 발목을 짚어도 좋다.

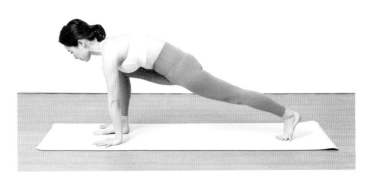

1 숨을 마시며 고개를 오른쪽으로 돌려 바닥을
   바라보고 오른쪽 무릎을 90도로 구부린다.
2 몸 전체를 바닥을 향해 돌리고 양손으로 발 옆
   을 짚어 런지 자세를 만든다.
3 오른발을 뒤로 보내며 빈야사로 연결한다.

| 빈야사 | 172~173페이지를 참고한다. 초급자의 경우 빈야사 초급(164~165페이지)을 참고한다.

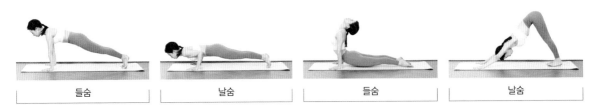

| 들숨 | 날숨 | 들숨 | 날숨 |

🔄 전사 자세 A부터 빈야사(184~190페이지)까지 반대 방향도 동일하게 실행한다.

<u>17</u>　비튼 삼각 자세(파리브르타 트리코나 아사나)

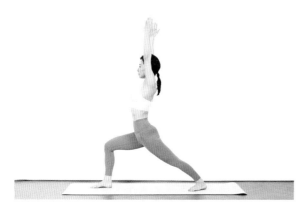 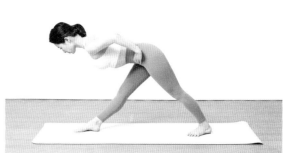

1　아래를 향한 개 자세에서 3회 호흡한 후 왼발을 바깥쪽으로 45
　도 이상 돌린다.

2　숨을 마시며 오른발을 앞으로 가져가 오른손 안쪽 바닥에 놓
　고 무릎을 90도로 구부린 채 양팔을 위로 뻗으며 상체를 일으
　킨다.

숨을 내쉬며 양손을 허리에 얹고 오른쪽 무릎을 편 후 앞으로 골반
을 굽혀 상체를 숙인다.

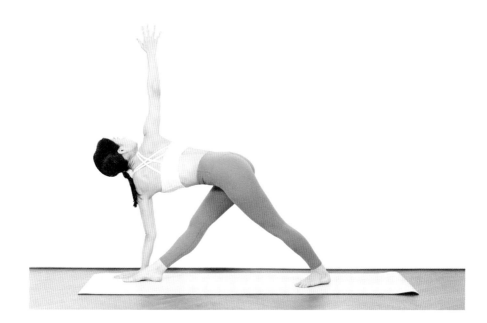

1　숨을 마시며 왼쪽 손바닥으로 오른쪽 발날 바깥쪽을 짚고 척추를 앞으로 길게 늘인다.

2　숨을 내쉬며 상체를 오른쪽으로 비틀어 오른팔을 위로 길게 뻗는다. 이때 양쪽 발뿐만 아니라 왼손
　도 바닥을 단단히 밀며 회전을 돕는다.

3　회전할 때는 앞쪽 갈비뼈와 아랫배를 등 쪽으로 수축하고 양쪽 어깨는 허리 방향으로 끌어 내려 귀
　와의 간격을 벌린다.

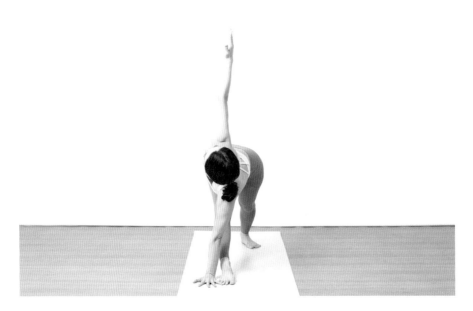

1 오른쪽 골반을 뒤로 밀고 동시에 아래로 낮춰 좌우 엉덩이 높이를 수평으로 맞추고 양쪽 허리의 길이가 같게 한다. 양쪽 발바닥이 안쪽에서 바깥쪽으로 서로 멀어지게 밀어내는 상반된 힘을 균등하게 사용하면 골반의 수평을 맞추기가 좀 더 수월하다.

2 시선은 오른손을 향하며 5회 호흡한다.

   TIP | 호흡의 리듬을 타며 비튼다. 숨을 마실 때는 척추를 앞뒤로 길게 늘이며 확장하고 숨을 내쉴 때 부드럽게 비튼다.

   주의 사항 | 억지로 척추를 비틀기 위해 무리하게 힘을 가하면 호흡이 거칠어지고 근육이 오히려 경직되는 연쇄적인 부작용이 따른다. 호흡의 리듬에 맞추어 가능한 만큼 비틀면서 순차적으로 더 깊이 비틀어 간다.

손이 바닥에 닿지 않는다면

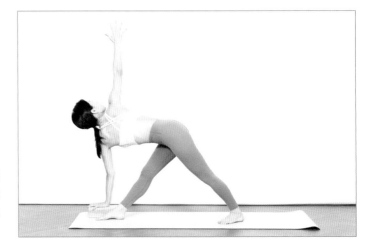

블록을 발 바깥쪽에 두고 짚는다. 이것도 어렵다면 블록을 발 안쪽에 놓아도 좋다. 무릎을 펴고 실행할 수 있도록 자신의 몸 상태에 맞춰 블록의 높이를 조절 한다.

18   발 넓게 벌린 전굴 자세 C(프라사리타 파도타나 아사나 C)

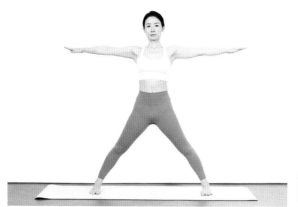

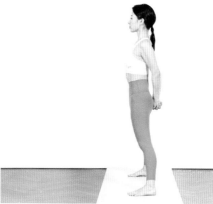

숨을 마시며 양팔을 풍차 돌리듯 펼치면서 몸을 왼쪽으로 돌리고 일어나 양발을 11자로 놓는다.

1   숨을 내쉬며 양손을 등 뒤로 가져가 깍지를 낀다.

2   숨을 마시며 어깨를 뒤로 당겨 가슴을 확장하는데, 이때 허리가 아치로 꺾이지 않도록 꼬리뼈를 아래로 낮춘다.

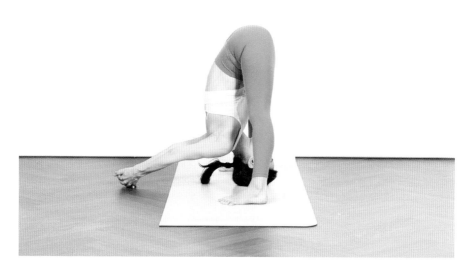

1   숨을 내쉬며 상체를 앞으로 숙이고 팔을 뒤로 젖힌 후 정수리를 바닥에 댄다. 신체 조건에 따라 정수리가 바닥에 닿지 않을 수도 있다.

2   정수리가 바닥에 닿는다면 목이 많이 꺾이지 않을 정도로 다리 너비를 조절하고 정수리를 바닥으로 지그시 누르며 발의 무게를 정수리로도 어느 정도 나눠준다.

3   양발로 바닥을 깊게 누르며 엉덩이를 위로 들고 등이 둥글게 말리지 않도록 척추를 곧게 펴서 아래로 늘인다.

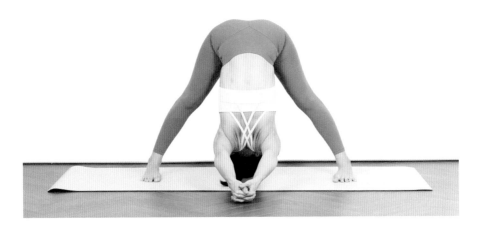

1   허벅지 앞쪽을 부드럽게 끌어 올리고 아랫배는 오목하게 수축하며 허벅지 뒷면은 길게 늘인다.

2   양쪽 어깨는 등과 귀에서 멀어지도록 뒤로 당겨 젖히며 손을 바닥으로 낮추고 가능하면 바닥에 댄다. 이때 바닥에 닿은 정수리로 바닥을 지그시 눌러주면 어깨가 좀 더 부드럽게 뒤로 넘어간다.

3   5회 깊게 호흡한다.

주의 사항 | 많은 수련자들이 무릎의 방향이 안으로 말린 상태로 이 자세를 실행하는 실수를 범한다. 무릎이 안으로 말리면 발바닥의 바깥쪽에는 힘을 잃기 쉽고 발바닥의 안쪽으로만 서게 된다. 이 경우 발바닥 안쪽의 아치가 사라지게 되고 근육이 아닌 무릎 관절에 무게를 의지하게 되며 이는 관절에 무리를 줄 수 있다. 또 고관절도 함께 안으로 조여지며 허리도 덩달아 둥글게 말리기 쉽다. 발바닥 안쪽의 아치를 유지하고 엄지발가락 아래 뼈는 바닥을 누른 상태로 발날 바깥쪽에 힘을 주어 무릎 뼈가 정면을 바라보게 놓는다. 다리 안쪽의 힘도 사용하지만 다리 바깥쪽과 엉덩이 바깥쪽의 힘도 함께 사용해야 한다.

다리 뒷면이나 고관절이 굳어 상체를 앞으로 숙이기 어려운 경우

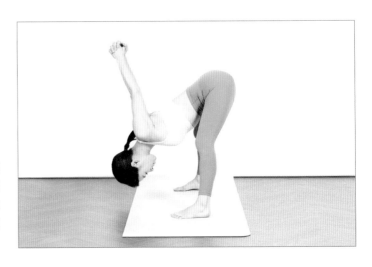

무릎을 굽히면 고관절의 움직임이 좀 더 자유로워지고 상체를 조금씩 숙일 수 있게 된다. 무릎을 어느 정도로 구부렸을 때 척추가 둥글게 말리지 않고 다리 뒷면에 자극이 유지되는지 관찰해보고 자신의 몸에 맞게 조절한다.

어깨가 굳어
양손으로 깍지를 끼는 것이 어렵다면

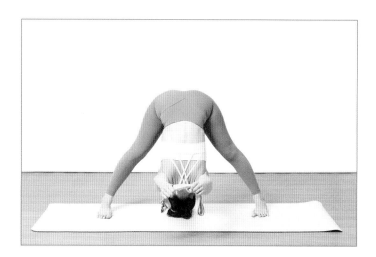

양손 사이에 벨트를 걸어 잡고 뒤로 젖힌다.

19   전사 자세 B-측면 늘이기(비라바드라 아사나 B 변형)

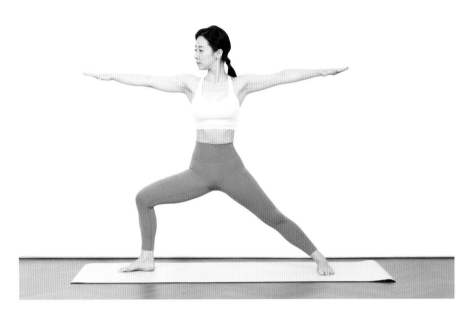

1   숨을 마시며 발로 바닥을 밀고 상체를 일으킨다. 이 과정에서 무릎 관절이 꽉 차지 않도록 발과 허벅지 전체 근육의 힘을 사용해야 한다. 이 방법은 모든 선 자세에서 상체를 일으키고 숙일 때 공통으로 적용된다.

2   숨을 내쉬며 오른발을 오른쪽으로 돌려 오른쪽 무릎을 90도로 구부리고 양팔을 좌우로 길게 펴 전사 자세 B(186페이지)를 만든다.

숨을 마시며 왼손으로 왼쪽 정강이나 허벅지를 짚고 왼쪽으로 상체를 기울인 후 숨을 내쉬며 오른팔을 귀 옆으로 뻗어 오른쪽 측면을 최대한 늘인다(188페이지의 전사 자세 B-측면 늘이기 참고).

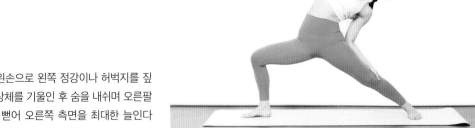

20   낮은 승마 자세-측면 늘이기(안자네야 아사나 변형)

1 숨을 마시며 상체를 세우고 오른쪽으로 몸을 돌린 후 상체를 앞으로 숙여 양손으로 오른발 양옆의 바닥을 짚는다.
2 숨을 내쉬며 왼쪽 무릎과 발등을 바닥으로 내려놓는다.
3 오른쪽 발바닥과 왼쪽 발등으로 바닥을 깊게 누르고 꼬리뼈를 아래로 끌어 내린다.

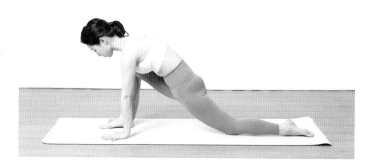

1 숨을 마시며 양팔을 위로 길게 뻗어 올리며 상체를 바닥과 수직으로 세운다.
2 숨을 내쉬며 오른쪽 무릎을 깊게 구부려 왼쪽 허벅지 앞부분이 최대한 바닥과 가까워지게 한다. 이때 오른쪽 무릎과 발목은 수직이다.

TIP | 균형을 잡기 어렵다면 이 상태에서 머물며 유지해도 충분하다.

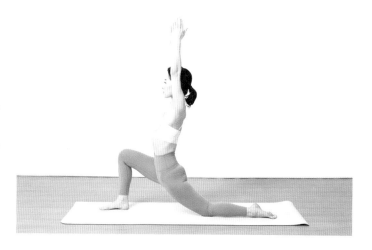

1 숨을 마시며 오른손으로 허리를 짚고 왼손은 위로 뻗어 왼쪽 옆구리를 최대한 늘인다.
2 숨을 내쉬며 상체를 오른쪽으로 기울여 왼쪽 측면을 늘인다.

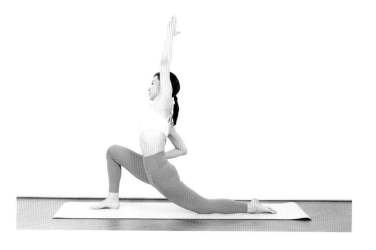

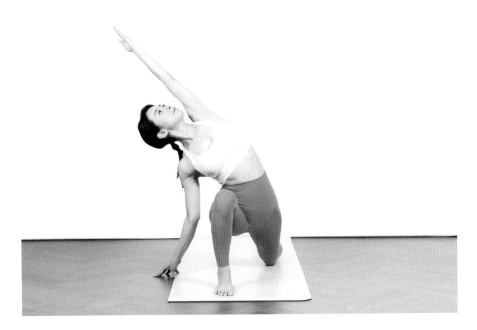

1 가능하면 오른손으로 바닥을 짚고 상체를 오른쪽으로 더 깊이 기울여 왼쪽 측면을 스트레칭한다. 이
   때 오른쪽 옆구리가 과하게 조여지지 않도록 왼쪽 옆구리를 밖으로 좀 더 크게 확장한다.

2 왼쪽 발등으로 바닥을 깊게 눌러 왼쪽 무릎에 실리는 무게를 최소화한다.

3 꼬리뼈를 아래로 말아 내리며 골반 전체를 바닥으로 낮춰 왼쪽 골반 앞쪽과 허벅지 앞면이 깊게 스
   트레칭되게 한다.

4 아랫배를 조여 오른쪽 허벅지와 아랫배가 멀어지게 유지하고 상체를 바닥과 수직으로 세워 앞으로 쏠
   리지 않게 한다.

5 왼쪽 허벅지 앞쪽에서부터 왼쪽 옆구리와 왼쪽 겨드랑이를 지나 왼쪽 손끝까지 연결되어 늘어나는
   느낌에 집중하며 5회 호흡한다.

TIP | 무릎 뼈가 바닥에 눌려 아프다면 발등에 힘을 주어 바닥을 깊게 눌러 무릎의 무게를 덜어본다. 그
렇게 한 후에도 무릎이 아프다면 무릎 아래에 담요를 깔고 한다. 오른손이 바닥에 닿지 않는다면 바로
전 단계인 오른손을 허리에 얹은 자세로 실행한다.

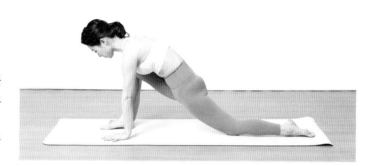

1 숨을 마시며 양팔을 위로 뻗어 올리고 상체를 세운 후 숨을 내쉬며 상체를 숙여 양손으로 오른발 양옆의 바닥을 짚는다.
2 숨을 마시며 오른발을 뒤로 보내고 빈야사로 연결한다.

| 빈야사 |

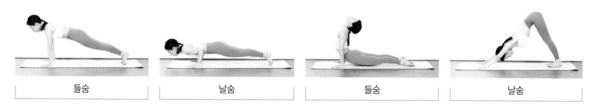

| 들숨 | 날숨 | 들숨 | 날숨 |

↻ 비튼 삼각 자세부터 빈야사(191~199페이지)까지의 과정을 반대쪽도 동일하게 실행한다.

<u>21</u>　옆 판자 자세(바시스타 아사나)

1　아래를 향한 개 자세에서 3회 호흡한 후 숨을
　마시며 상체를 앞으로 밀어 판자처럼 몸 뒷면
　을 평평하게 만든다.
2　정수리부터 발뒤꿈치까지 일직선이 되게 하고
　몸 전체가 바닥과 수평을 이룬다.
3　아랫배를 허리 방향으로 단단히 조여 허리가
　바닥으로 꺼지지 않도록 잡아준다.

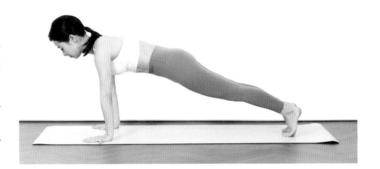

1　숨을 내쉬며 골반을 왼쪽으로 회전하면서 왼
　발을 오른발 위에 나란히 포갠다.
2　오른쪽 발날 바깥쪽 부위만 바닥에 닿게 한다.
3　양쪽 발끝을 몸 쪽으로 당겨 오른쪽 발날 바깥
　쪽으로 바닥을 밀고, 상체 역시 왼쪽으로 회전
　해 배꼽이 정면을 향하게 한다.

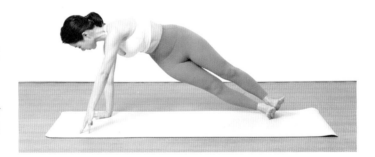

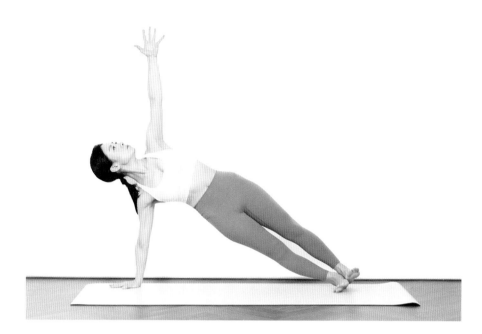

1 숨을 마시며 왼손을 바닥과 수직으로 들어 올리고, 바닥을 짚은 오른손의 손가락을 부채처럼 넓게 펼쳐 무게를 최대한 분산시킨 후 바닥을 강하게 민다.

2 상체나 골반이 바닥으로 처지지 않게 옆구리와 허리, 엉덩이와 허벅지를 조여 몸이 바닥과 멀어지게 한다는 느낌으로 밀어 올린다. 왼손으로는 마치 몸을 위로 끌어당기는 듯이 위를 향해 뻗는다. 정수리부터 발뒤꿈치까지의 거리가 최대한 멀어져 키가 커지는 듯한 느낌이며 어깨를 등 쪽으로 끌어 내려 목과 어깨 주변이 편안하게 확장된 상태이다.

3 고개를 위로 돌려 왼손을 바라보며 5회 호흡한다.

↻ **숨을 내쉬며 판자 자세로 돌아간 후 반대쪽 방향도 동일하게 실행한다.**

주의 사항 | 이 자세는 한 손과 발날 한쪽 면으로 자신의 무게 전체를 유지해야 하므로, 손목 관절이 다치지 않도록 주의를 기울여야 한다. 손바닥 맨 아랫부분만 힘을 줄 경우 손목 관절에 무게가 집중되며 무리가 간다. 손목과 어깨는 수직이어야 하며 손바닥과 손가락 전체를 부채처럼 펼쳐 고르게 힘을 주고 바닥을 밀어내서 손목이나 팔꿈치 관절이 아닌 팔과 어깨 근육에 힘이 주어지는지 감각에 집중한다. 아랫배를 조이고 복부 쪽(몸의 중심부)으로 힘을 집중시켜 손목이나 팔꿈치 관절로 가는 힘을 덜어 준다. 또 팔꿈치가 과하게 펴져 꺾이는 경우에도 관절에 무리가 올 수 있으니 주의한다(158페이지, 손바닥 사용법).

양발을 포개고 유지하기 어렵다면

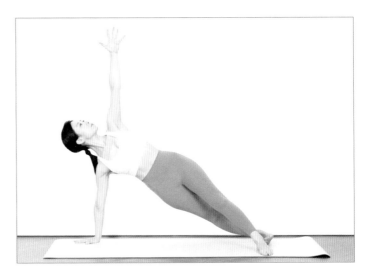

왼쪽 다리를 오른쪽 다리 앞에 내려놓고 실행한다.

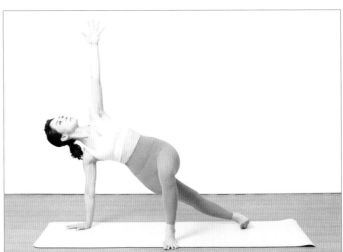

또는 왼쪽 다리를 90도로 구부리고 발로 바닥을
밀면 좀 더 쉽게 자세를 유지할 수 있다.

22 활 자세(다누라 아사나)

1 판자 자세에서 숨을 내쉬며 팔을 천천히 굽히고
  바닥으로 내려가 몸의 앞면을 바닥에 대고 엎드
  린다.
2 양쪽 무릎을 뒤로 구부리고 양손을 뒤로 보내
  양쪽 발등을 잡는다.
3 가능한 만큼 무릎 사이를 붙인 후 이마를 바닥
  에 대고 준비한다.

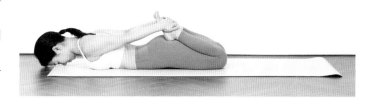

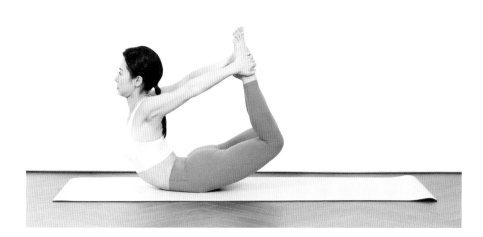

1 숨을 마시며 양발을 위로 들어 올림과 동시에 뒤로 당기고 가슴을 위로 높이 들어 올린다.
2 다리 사이가 과하게 벌어지지 않도록 허벅지 안쪽에 힘을 주어 무릎 사이를 모은다.
3 양쪽 무릎과 양발의 벌어진 간격은 같아야 한다.
4 허리가 아프지 않도록 꼬리뼈를 아래로 말아 내리며 아랫배를 조인다.
5 양쪽 날개뼈를 끌어 내려 어깨와 귀의 간격이 멀어지게 하고 가능하다면 턱을 들어 위를 보며 몸의
  앞면을 길게 늘인다.
6 가슴이 충분히 젖혀지지 않은 상태로 목을 젖히게 되면 목 뒷부분의 찌릿한 통증이나 조이는 불편감
  이 느껴질 수 있다. 먼저 가슴을 젖히는 데 집중하고 충분히 열린 후 목을 서서히 젖혀본다.

7 몸의 앞면이 전체적으로 길게 늘어나고 상대적으로 몸의 뒷면은 수축되는 느낌이 든다. 그러나 허리 뒤와 엉덩이의 지나친 조임은 요통의 원인이 될 수 있으니 무리가 되지 않도록 주의 깊게 살핀다.

8 5회 깊게 호흡한다.

9 숨을 내쉬며 바닥으로 내려가 턱 또는 이마를 바닥에 댄다.

TIP | 이 자세는 굽은 어깨와 가슴을 펴주고 등과 허리 근육을 강화시킨다. 들어 올릴 때 발과 그 발을 잡은 손 사이의 상반된 힘을 이용하면 좀 더 쉽게 들린다. 발은 몸을 뒤로 당기며 동시에 위로 올리고 손은 그 발을 강하게 잡아 위로 들어 올리게 되는데 이때 굽은 가슴이 좀 더 활짝 펴진다. 자세가 완성되었을 때 팔은 활 시위 같이 팽팽하고 몸은 활 같으며 척추로부터 정수리까지 뻗는 에너지가 화살과 같다 해서 '활 자세(다누라 아사나)'라고 한다.

주의 사항 | 목과 어깨가 불편하다면 정면을 바라보며 가슴만 열어준다. 허리에 통증이 느껴진다면 무릎 사이를 조금 더 벌려 허리의 압박을 줄이고 허리보다는 등이 수축하는 감각에 집중해본다. 또 아랫배와 괄약근을 제대로 조였는지 확인한다. 이는 허리 통증을 줄여주는 중요한 요소이다.

발을 잡지 못한다면

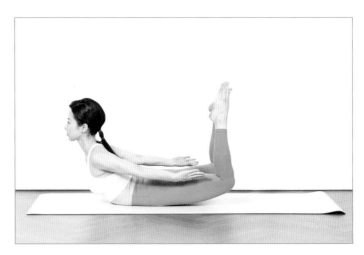

무릎을 구부리고 손을 뒤로 뻗은 후 가슴을 들어 올려 마치 새가 날아가는 듯한 자세로 대체한다.

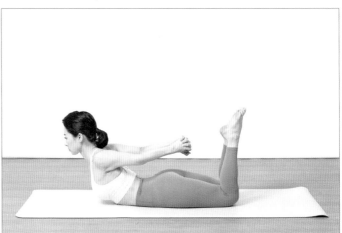

위의 자세에서 가슴을 들어 올리는 것이 힘들다면 무릎을 구부리고 허벅지 앞쪽으로 바닥을 깊게 누른다. 그후 양손은 등 뒤에서 깍지를 끼고 뒤로 당기며 가슴을 들어 올린다.

23   아기 자세(발라 아사나)

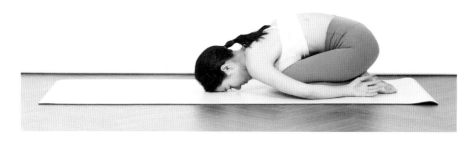

1   엎드려 턱이나 이마를 바닥에 댄 자세에서 숨을 마시며 양손으로 가슴 옆 바닥을 짚어 상체를 들어 올린다. 숨을 내쉬며 엉덩이를 뒤로 빼 발뒤꿈치에 대고 이마를 바닥에 놓는다.

2   양팔을 허벅지 옆에 편안히 떨구고 손바닥은 위를 바라보게 놓는다.

3   몸 전체에 힘을 뺀 후 웅크린 자세로 편안하게 들어오고 나가는 숨을 바라보며 5회 호흡한다. 바로 앞에서 실행한 활 자세와 상호 보완적인 자세로, 강한 후굴 후에 실행하면 허리의 피로를 회복할 수 있다.

4   숨을 마시며 양팔을 앞으로 뻗어 바닥을 짚은 후 빈야사로 연결한다.

| 빈야사 |

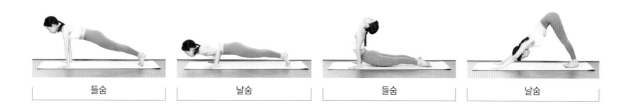

| 들숨 | 날숨 | 들숨 | 날숨 |

빈야사 요가 시퀀스 2

1. 한 발 든 개 자세

2. 한 발 비둘기 자세

3. 한 발 비둘기 자세-발 잡기

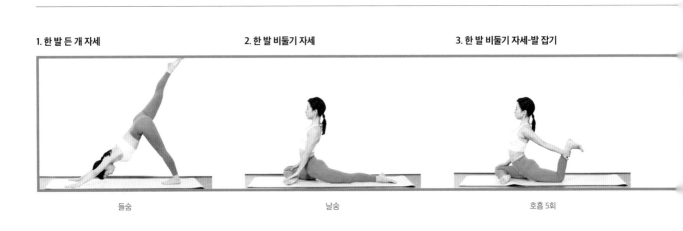

들숨 　　　　　 날숨 　　　　　 호흡 5회

7. 반비틀기 자세

8. 다리 자세

9. 위를 향한 활 자세

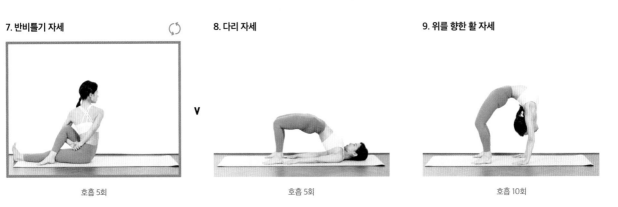

V

호흡 5회 　　　　 호흡 5회 　　　　 호흡 10회

13. 물고기 자세

14. 누워서 비틀기 A

15. 모관 운동

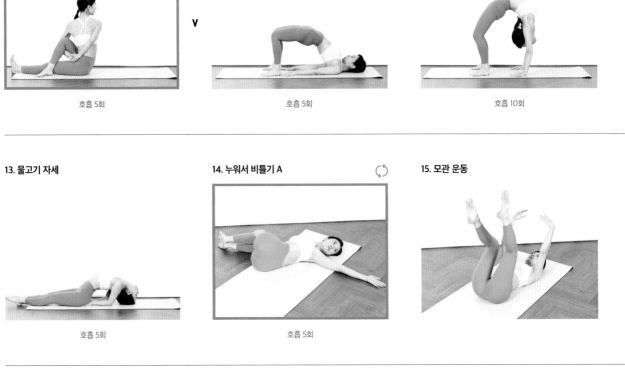

호흡 5회 　　　　 호흡 5회

4. 한 발 비둘기 자세-전굴 ↺

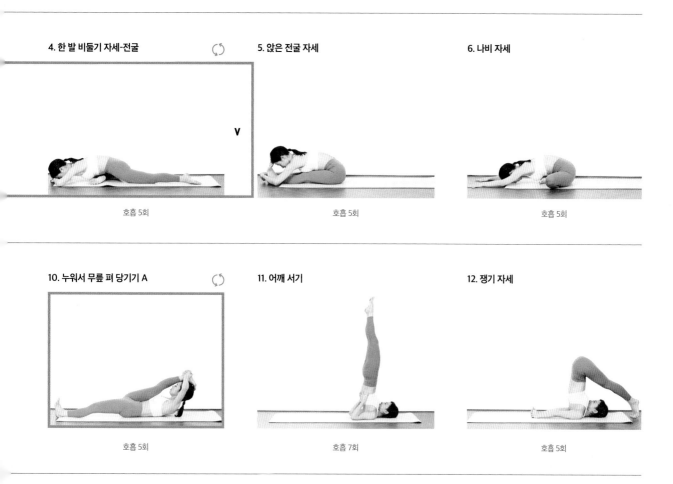

호흡 5회

5. 앉은 전굴 자세

호흡 5회

6. 나비 자세

호흡 5회

10. 누워서 무릎 펴 당기기 A ↺

호흡 5회

11. 어깨 서기

호흡 7회

12. 쟁기 자세

호흡 5회

16. 송장 자세

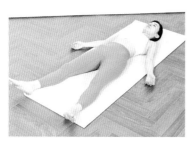

5분

01 한 발 든 개 자세(아도 무카 스바나 아사나 변형)

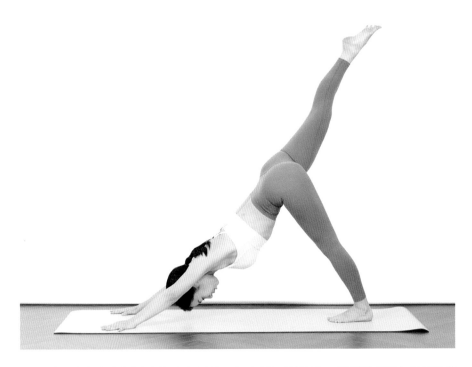

1 아래를 향한 개 자세에서 숨을 마시며 양손으로 바닥을 단단히 짚고 오른발을 뒤로 높이 들어 올린다.

2 이때 오른쪽 다리가 과하게 뒤로 넘어가지 않도록 발끝부터 정수리까지 직선으로 뻗고 오른쪽 허벅지 앞부분이 여전히 바닥을 바라보는 상태인지 확인한다.

3 왼발은 바닥을 단단히 누르고 무릎이 오른쪽으로 돌아가지 않게 한다.

4 아랫배를 조인 힘으로 양쪽 다리 사이의 균형점을 찾고 골반을 수평으로 유지시킨다.

5 양쪽 손끝부터 오른쪽 발끝까지 최대한 길게 늘인 상태이다.

TIP | 오른쪽 다리를 뒤로 높이 들다 보면 오른쪽 골반이 밖으로 뒤집히기 쉽다. 그럴 때 무게 중심을 잃고 왼쪽 무릎이 오른쪽으로 돌아가 무릎 관절을 상하게 할 수 있다. 왼쪽 허벅지를 안에서 바깥쪽으로 열어 왼쪽 무릎이 정면을 보도록 고정하고 오른쪽 허벅지와 골반의 앞면이 바닥을 향하도록 한다.

02 한 발 비둘기 자세(에카 파다 라자카포타 아사나 변형)

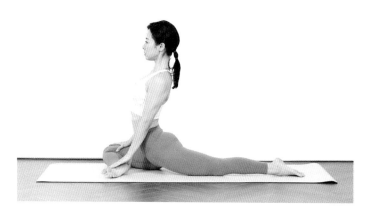

1 숨을 내쉬며 고개를 들어 손 사이를 바라보고 오른쪽 다리를 앞으로 내밀어 바닥에 구부려 눕혀놓는다. 이때 무릎부터 발끝까지 ㄱ자로 놓는다.

2 왼쪽 다리를 뒤로 곧게 뻗어 발등으로 바닥을 단단히 누르고 꼬리뼈도 아래로 말아 내려 토대가 흔들리지 않도록 한다.

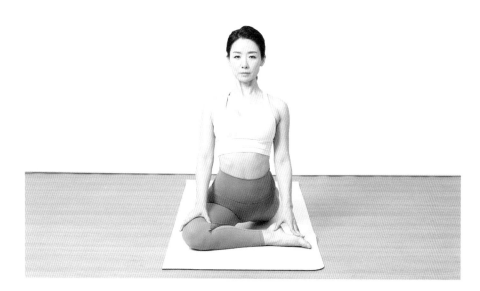

1 오른쪽 골반을 뒤로 밀고 왼쪽 골반을 앞으로 당겨 양쪽 골반이 평행이 되게 하고 높낮이도 맞춘다.

2 숨을 마시며 손으로 허벅지와 발을 짚고 아래로 밀어 척추를 위로 길게 늘이며 상체를 바닥과 수직으로 세운다.

주의 사항 | 이 자세에서 가장 중요한 포인트는 골반의 중심을 잡고 좌우 균형을 맞춘 후 실행해야 한다는 것이다. 유연하다고 자세를 잘하는 것이 아니라 얼마나 균형을 제대로 잡고 서 있는지, 필요한 곳에 자극을 정확히 느끼고 있는지가 중요하다. 초보자가 아니더라도 균형 잡기에 어려움이 느껴진다면 담요를 활용해(212페이지) 기본적인 중심 잡기부터 시도한다.

03 한 발 비둘기 자세-발 잡기(에카 파다 라자카포타 아사나 변형)

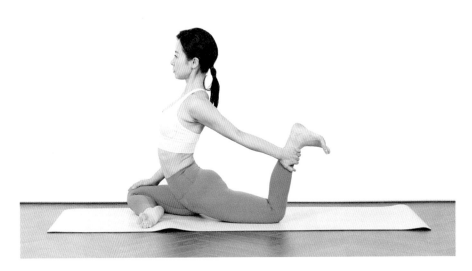

1 왼쪽 무릎을 구부려 왼발을 들고, 왼손을 뒤로 뻗어 발목을 잡는다. 이때 왼쪽 발목은 직각으로 꺾은 상태이며 오른손은 오른쪽 무릎이나 바닥 옆을 짚어 중심을 잡는다.

2 숨을 내쉬며 왼발을 뒤로 당겨 가슴을 활짝 열고 꼬리뼈를 바닥으로 누르며 하체가 흔들리지 않도록 고정한다.

3 왼쪽 골반과 허벅지 앞부분이 바닥에서 들리지 않도록 계속 바닥을 누르고 아랫배를 조여 허리 뒤의 압박을 줄인다.

4 윗등 근육을 허리 방향으로 끌어 내려 어깨와 귀가 멀어지게 하고 턱을 끌어당겨 목을 바르게 세운다.

5 왼쪽 허벅지 앞부분부터 배, 가슴까지 몸의 앞면이 전체적으로 확장되고 늘어나는 감각에 집중하며 5회 호흡한다.

04   한 발 비둘기 자세-전굴(에카 파다 라자카포타 아사나 변형)

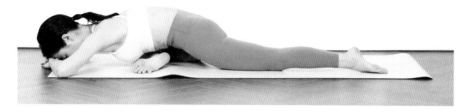

1   숨을 내쉬며 상체를 앞으로 숙여 손등을 포개고 그 위에 이마를 내려놓는다. 이때 팔꿈치를 최대한 옆으로 벌려 어깨가 솟아오르지 않게 한다.

2   정수리를 앞으로 밀어 귀와 어깨가 멀어지게 하고 동시에 양쪽 어깨 사이가 서로 멀어지도록 좌우로 펼친다.

3   아랫배를 오목하게 뒤로 수축해서 오른쪽 허벅지 안쪽과 아랫배의 거리가 멀어지게 한다.

4   오른쪽 무릎이나 고관절 안쪽에 불편감이 없도록 오른쪽 엉덩이를 뒤로 밀어 무게를 엉덩이 뒤에 싣는다.

5   왼쪽 발등은 바닥을 지그시 누르며 양쪽 엉덩이의 높이가 같도록 유지한다.

6   몸 전체가 앞뒤로 길어지게 하고 오른쪽 엉덩이와 허벅지 주변의 자극에 의식을 집중하며 5회 호흡한다.

균형을 잡기 어렵다면

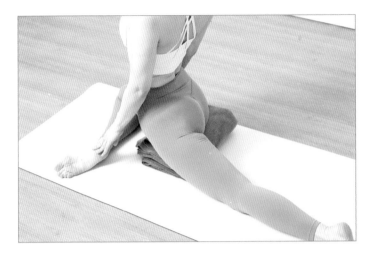

오른쪽 엉덩이 아래에 담요를 두툼하게 깔고 중심을 잡아 양쪽 골반의 수평을 맞춘다.

숨을 마시며 양손으로 바닥 앞을 짚어 상체를 들어 올리고 앞에 있던 발을 뒤로 보내며 빈야사로 연결한다.

| 빈야사 |

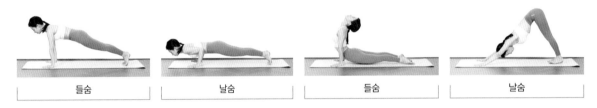

| 들숨 | 날숨 | 들숨 | 날숨 |

↻ 한 발 든 개 자세부터 빈야사(208~212페이지)까지 반대쪽도 동일하게 실행한다.

05 앉은 전굴 자세(파스치모타나 아사나)

아래를 향한 개 자세에서 숨을 마시며 앞으로 걸어
들어간다.

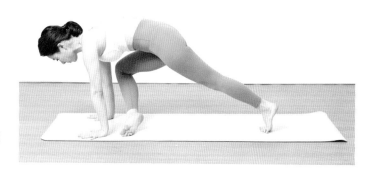

숨을 내쉬며 양쪽 다리를 앞으로 펴고 앉는다.

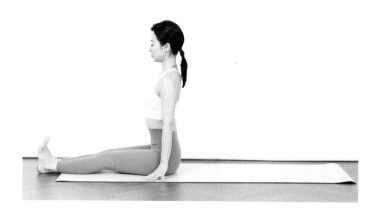

숨을 마시며 양손으로 발날 바깥쪽을 잡고 척추를
앞으로 길게 늘이면서 가슴을 들어 올린다.

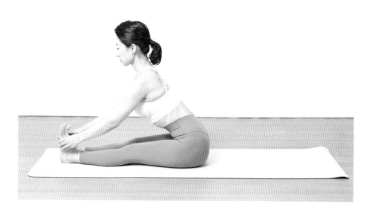

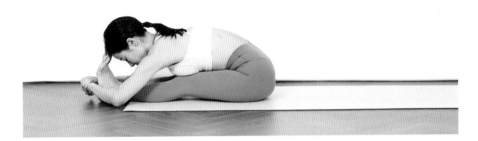

1 숨을 내쉬며 상체를 앞으로 길게 늘이고, 골반을 앞으로 굽혀 숙인다.

2 가능하다면 발바닥에 한 손으로 반대편 손목을 걸어 잡고 당겨 더 깊이 내려가 폴더처럼 몸을 접는다.

3 목을 앞으로 길게 늘여 귀와 어깨가 멀어지게 하는데, 이때 엉덩이는 뒤로 밀어 반대되는 힘의 적용으로 스트레칭 효과를 극대화시킨다.

4 아랫배를 오목하게 조여 허벅지와 아랫배 사이에 미세한 공간이 느껴지게 하고 허벅지 앞을 수축하며 다리 뒷면과 엉덩이 뼈는 바닥으로 깊게 누른다.

5 엄지발가락 아래 뼈를 앞으로 밀고 새끼발가락을 몸 쪽으로 당겨 발바닥 전체를 평평하게 편다.

6 발뒤꿈치는 앞으로 밀고 발가락들은 몸 쪽을 향해 당긴다.

7 다리 뒷면 전체가 늘어나는 감각에 집중하며 5회 호흡한다.

TIP | 이 자세에서 주로 자극되는 지점은 다리 뒷면이다. 더 넓게 보면 발바닥부터 정수리까지 몸 뒷면 전체를 늘이는 자세이지만 직접적인 자극을 느끼는 곳은 종아리, 무릎 뒤, 허벅지 뒤, 엉덩이 정도이다. 처음엔 고통스럽다고 느낄 수도 있으므로 몸에 맞게 천천히 강도를 높여보자. 굳어 있는 몸의 뒷면(특히 허벅지 뒤쪽)을 효과적으로 늘이면 요통으로부터 천천히 벗어날 수 있다.

주의 사항 | 어깨와 팔의 힘을 과도하게 써서 발을 잡아당기는 것은 대부분의 초급자들이 하는 실수이다. 엉덩이 아래쪽 뼈와 다리 뒷면으로 바닥을 지그시 눌러 어깨 위로 갈 힘을 바닥으로 끌어 내린다. 단단한 힘은 바닥으로 내려보내 어깨와 목 주변은 항상 가볍고 편안하게 하는 것이 중요하다. 허리에 기분 나쁜 당김이나 통증이 느껴진다면 잘못된 자세로 실행하고 있을 가능성이 높다. 그럴 때에는 자세를 즉시 풀고 쉬운 자세 실행법들을 참고하여 통증 없이 실행하도록 한다.

등이 둥글게 말린다면

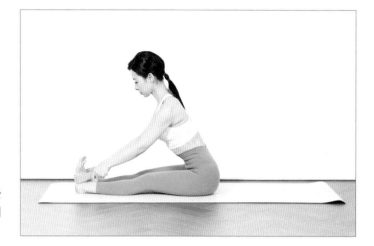

벨트를 발바닥에 걸어 잡아당기며 가슴을 들어 올리고 척추를 바르게 편다. 이 상태로도 다리 뒷면의 자극이 충분하다면 그대로 유지해도 좋다.

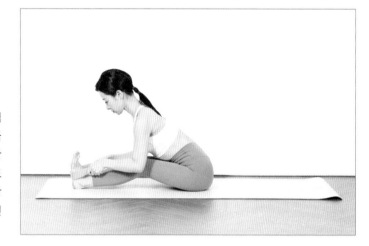

가능하다면 무릎을 살짝 굽힌 채 아랫배부터 허벅지에 가까이 붙이며 상체를 숙인다. 이때 무릎을 굽히는 이유는 고관절이 앞으로 숙여지게 하기 위함이며 무릎은 다리 뒤의 당기는 자극이 느껴질 정도로만 굽혀야 한다. 이 과정에서 고관절이 더 이상 숙여지지 않고 척추가 둥글게 말리기 시작한다면 더이상 숙이지 않아야 한다.

<u>06</u>　나비 자세(밧다 코나 아사나)

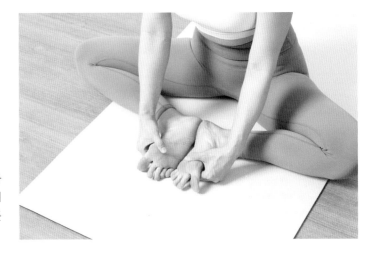

1　숨을 마시며 가슴을 들고 상체를 일으킨다.
2　숨을 내쉬며 양발을 몸 쪽으로 당겨 무릎을 좌우로 연다. 엄지손가락으로는 발바닥을, 나머지 손가락으로 발등을 잡고 마치 책을 펼치듯이 발바닥이 위를 바라보게 좌우로 펼친다.

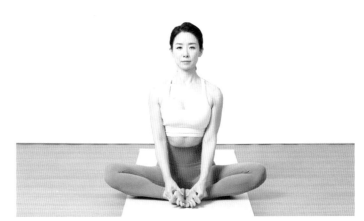

1　숨을 마시며 양손으로 발을 배꼽 쪽으로 당기고 그 힘을 이용해 가슴을 위로 들고 척추를 길게 늘인다.
2　바깥쪽으로 향한 양쪽 무릎은 바닥을 향해 낮추고 좌우 허벅지 안쪽을 서로 멀어지게 한다.

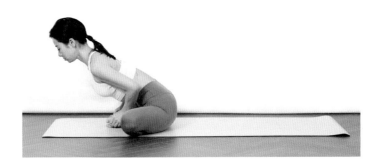

숨을 내쉬며 앞으로 상체를 서서히 숙인다.

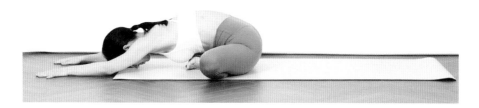

1 엉덩이 아래 뼈가 다 들리지 않도록 뒤로 미는 힘을 유지하며 상체는 그 반대쪽, 즉 앞으로 계속 나아
   간다. 이때 아랫배를 조여 균형점을 잡는다.

2 양쪽 발뒤꿈치가 서로를 밀고 양쪽 허벅지를 밖으로 회전시켜 무릎이 바닥으로 내려가게 한다.

3 가능하면 양팔을 앞으로 뻗고 이마를 바닥에 댄다. 날개뼈는 허리 쪽으로 끌어당겨 어깨와 귀를 멀
   리 둔다.

4 7회 호흡한다.

   TIP | 손으로 발바닥을 왜 열어야 하는지 몸소 느껴보자. 발바닥을 밖으로 펼치면 고관절이 밖으로 더
   활짝 열리는 것을 알 수 있다. 손으로 발을 잡아당기면 가슴을 좀 더 펴 올리는 것과 척추를 길게 늘이는
   것에 도움이 된다. 이 모든 연결된 움직임들을 이해하고 자세를 취한다면 필요 없는 에너지 소모를 줄일
   수 있고 부상에서 좀 더 멀어질 것이다.

   주의 사항 | 올바른 자극 지점은 허벅지 안쪽과 골반 주변, 꼬리뼈 주변이다. 꼬리뼈 주변보다는 대부분
   허벅지 안쪽의 자극을 더 강하게 느끼곤 한다. 만약 자극이 와야 할 곳은 조용하고 다른 부위(허리나 무릎
   등)에 자극이 온다면 자세를 풀고 다시 한 번 점검한 후 쉬운 자세를 참고하자. 가장 좋은 방법은 숙련된
   교사의 지도를 직접 받는 것이다.

허리를 펴고 앉는 것조차 어렵다면

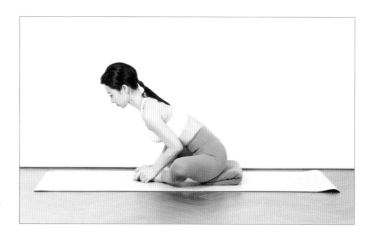

담요를 두툼하게 접어 엉덩이 아래에 두고 앉는다.
만약 무릎이 아프다면 발의 위치를 약간 앞으로
뺀다.

07 반비틀기 자세(아르다 마첸드라 아사나)

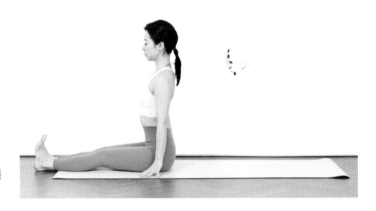

숨을 마시며 상체를 들어 올리고 숨을 내쉬며 양쪽
다리를 앞으로 펴고 앉는다.

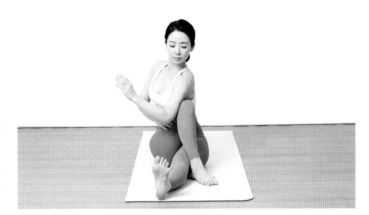

1 오른쪽 무릎을 구부리고 오른쪽 발바닥을 왼쪽
   다리 바깥쪽에 놓는다.
2 숨을 마시며 오른손으로 오른쪽 다리를 왼쪽으
   로 밀면서 왼쪽 어깨 바깥쪽을 오른쪽 다리 바
   깥쪽에 깊게 끼워 넣는다.

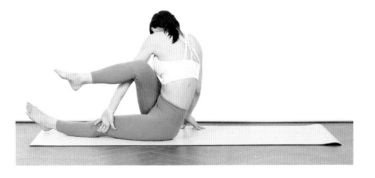

1 숨을 내쉬며 끼워진 왼팔로 오른쪽 다리를 밀
   어 몸을 오른쪽으로 비틀고 오른손으로 바닥
   을 짚어 중심을 잡는다.
2 오른쪽 발을 바닥에서 든다. 이때 왼쪽 어깨를
   안으로 휘감아 왼쪽 팔꿈치를 무릎 아래로 회
   전시키며 뒤로 돌린다.

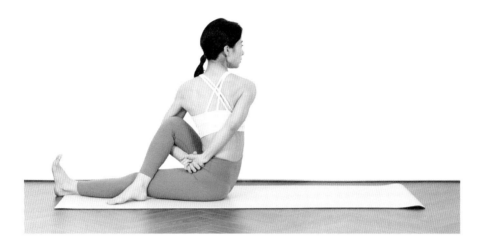

1 들었던 오른발을 다시 바닥에 내려놓고 등 뒤에서 왼손으로 오른쪽 손목을 잡는다.

2 왼손으로 오른쪽 손목을 뒤로 당기며 오른쪽 어깨를 뒤로 젖힌다.

3 숨을 마시며 양쪽 엉덩이와 오른쪽 발바닥, 왼쪽 다리 뒷면으로 바닥을 단단히 누른다. 그 힘으로 척추를 위로 길게 늘인 후 숨을 내쉬며 상체를 오른쪽으로 비튼다. 모든 비틀기는 아래쪽부터 시작해 위로 이어진다.

4 왼쪽 아래 허리부터 배꼽과 가슴을 지나 오른쪽 어깨까지 대각선으로 회전되는 과정을 바라본다.

5 비트는 과정에서 아랫배와 앞쪽 갈비뼈는 등 뒤쪽으로 수축하고 양쪽 어깨는 귀와 멀리 떨어뜨린다.

6 오른쪽 엉덩이가 바닥에서 들리지 않도록 계속해서 바닥으로 깊게 누르고 아랫배를 조여 허벅지와 아랫배 사이의 간격이 벌어지게 한다.

7 왼발은 바깥쪽으로 쓰러지지 않도록 직각으로 세우고 발가락 끝을 몸 쪽으로 당기며 5회 호흡한다.

8 숨을 마시며 앞으로 몸을 돌리고 숨을 내쉬며 팔다리를 풀고 앉는다.

🔄 **반대쪽도 동일하게 실행한다.**

TIP | 이 자세는 고관절과 척추가 굳은 수련자들에게 매우 어렵게 느껴질 수 있다. 잘 비틀어지지 않으니 오히려 몸에 힘을 더 주고 강하게 비틀어보려 하는데, 그럴수록 근육은 더 경직되고 부상을 입을 수 있다. 들숨에서는 몸속의 공간을 좌우로 넓히고 위아래로 길게 늘여 빈 공간에 숨이 서서히 채워짐을 느끼고, 날숨에서 숨이 빠져나가는 속도에 맞추어 서서히 비튼다. 비틀기의 끝에는 몸이 비워져 좀 더 깊게 비틀 수 있게 된다. 호흡을 깊고 느긋하게 하며 반드시 그 리듬에 몸의 움직임을 맞추어야 긴장 없이 부드럽게 비틀 수 있다. 일렁이는 파도 위에서 내가 중심을 잡고 서핑을 하듯이 그 흐름에 맞추어 함께 움직여야 부작용이 없다.

팔을 무릎 아래로 끼우기 힘들다면

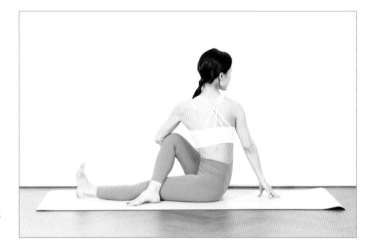

왼팔로 허벅지 바깥쪽을 끌어안아 몸 쪽으로 당기
고 오른손은 바닥을 짚어 척추를 곧게 세워 위로
늘인 후 비튼다.

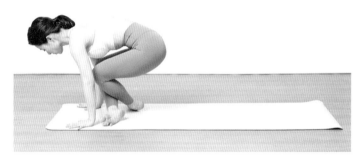

1　숨을 마시며 앞으로 몸을 돌려 앉고 숨을 내쉬
　며 양발을 풀어 교차한다.
2　숨을 마시며 양손으로 바닥 앞을 짚어 양쪽 다
　리를 뒤로 보내고 빈야사로 연결한다.

| 빈야사 |

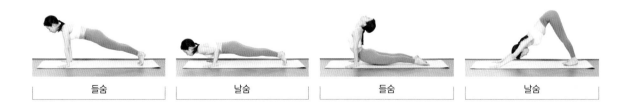

| 들숨 | 날숨 | 들숨 | 날숨 |

08   다리 자세(칸다라 아사나)

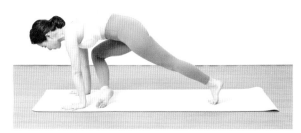 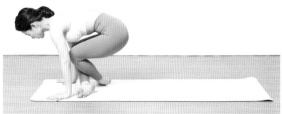

1   아래를 향한 개 자세에서 숨을 마시며 앞으로 한 발 한 발 걸어들어가 숨을 내쉬며 등을 바닥에 대고 눕는다.
2   척추와 골반이 좌우 바르게 놓였는지 확인한다.

1   양쪽 무릎을 구부려 세우고 발뒤꿈치를 엉덩이
    쪽으로 당겨놓는다. 너무 가깝게 당기면 발이
    벌어지거나 무릎 관절에 무게가 실릴 수 있으
    니 무릎과 발목이 수직이 되는 위치에 놓는다.
2   발의 간격은 골반 너비 정도이며 발이 밖으로
    돌아가지 않도록 11자로 놓는다.
3   손바닥은 엉덩이 옆 바닥을 짚고 양쪽 어깨는
    좌우로 멀리 편다.
4   뒤통수는 적당한 힘으로 바닥을 고정하지만
    너무 강하지 않아야 하고 목 뒷면은 아치를 유
    지하며 살짝 떠 있다. 턱은 살짝 당겨 들리지
    않도록 한다.

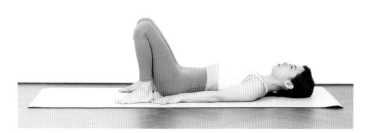

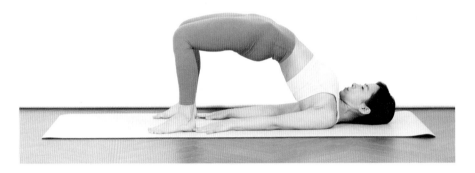

1 숨을 마시며 양쪽 손과 발로 바닥을 지그시 밀어 골반을 위로 들어 올린다.

2 괄약근을 조인 후 꼬리뼈는 위로 말아 올리고 아랫배는 바닥 쪽으로 조여 위아래로 상반된 힘을 통해 더욱 견고한 균형점을 만든다.

3 윗등 근육을 허리 쪽으로 당긴 후 양쪽 날개뼈 사이를 가깝게 하고, 목은 길게 늘여 압박받지 않게 한다.

4 발날 바깥쪽에 힘을 주어 허벅지 바깥쪽의 힘을 유지하고, 엄지발가락 아래 뼈에 힘을 주어 허벅지 안쪽 힘을 유지한다. 동시에 뒤꿈치 뼈에 힘을 주어 엉덩이로 그 힘이 연결되는지 체크하면서 어느 한쪽으로 힘이 치우치지 않게 한다.

5 골반과 가슴을 얼굴 방향으로 밀어 확장한다. 가능하다면 좀 더 가슴을 열고 어깨를 끌어 내리며 5회 깊게 호흡한다.

6 숨을 내쉬며 등부터 허리, 엉덩이 순서로 바닥에 내려놓는다.

TIP | 다리 자세에서 5회 호흡한 후 위를 향한 활 자세로 바로 연결해도 좋고 내려가서 잠시 쉬었다 가도 좋다.

09 위를 향한 활 자세(우르드바 다누라 아사나)

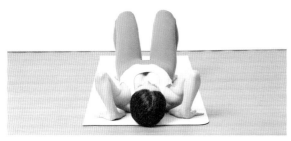
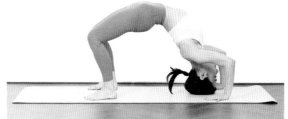

1 숨을 마시며 양손으로 머리 옆을 짚는다. 이때 손가락을 활짝 펴고 손가락이 어깨 쪽을 향하게 둔다.
2 팔꿈치는 밖으로 벌어지지 않도록 안쪽으로 모으며 어깨를 등 쪽으로 끌어당긴다.

1 숨을 내쉬며 손으로 바닥을 밀어 등을 들어 올리고 고개를 젖힌 후 정수리를 바닥에 놓는다.
2 정수리에도 무게가 실려 있지만 목이 눌릴 정도는 아니어야 한다. 손과 발로 단단히 바닥을 밀어 골반을 위로 들어 올리고 가슴을 최대한 확장해 목이 눌리지 않게 한다.

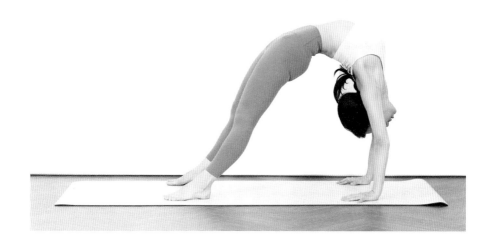

1 숨을 마시며 손으로 바닥을 강하게 밀어 팔을 완전히 펴고 몸을 위로 들어 올린다. 가능하다면 양쪽 다리를 곧게 펴고 몸의 앞면 전체를 최대한 늘인다.
2 양쪽 다리가 벌어지지 않도록 엄지발가락 아래쪽 뼈를 바닥으로 누르고 허벅지 안쪽에 힘을 준다.
3 양쪽 날개뼈를 허리 쪽으로 밀어 어깨 위쪽의 압박을 줄이고 고개를 자연스럽게 젖혀 바닥을 본다. 고개를 젖혔을 때 목뒤가 조여지는 느낌이 들면 턱을 살짝 당긴 후 뒤를 바라보며 목 뒷면을 편하게 이완한다. 이때 어깨와 손목은 수직이어야 손목의 통증을 예방할 수 있다.

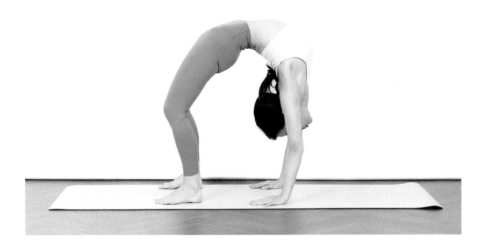

1   가능하다면 양손을 조금씩 발 가까이 옮겨 짚는다.
2   골반을 위로 들어 올리고 가슴을 확장해 허리 뒤의 압박을 줄인다. 몸의 뒷면을 조이는 것보다는 몸의 앞면을 늘이는 데 집중하고 허리보다는 등에서 더 깊은 굴곡이 일어나게 한다.
3   가능한 단계에서 머무르며 10회 이상 길게 호흡한다.

팔을 펴고 몸을 들어 올리는게 불가능하다면

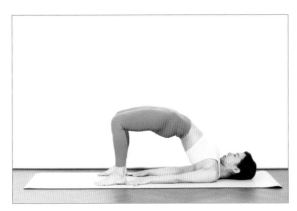 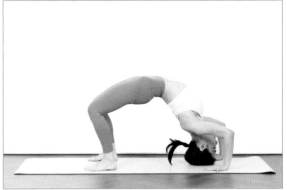

다리 자세(222페이지) 또는 위를 향한 활 자세의 정수리를 바닥에 놓기(223페이지의 두 번째 사진) 단계를 유지한다.

1 숨을 내쉬며 몸을 들어 올릴 때의 역순으로 내려놓는다. 등을 바닥에 대고 누운 후 양손으로 무릎을 잡고 가슴 쪽으로 당겨와 끌어안는다.

2 깊게 뒤로 젖혔던 허리를 둥글게 말아 이완하며 잠시 쉰다.

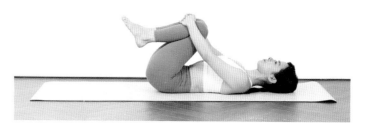

주의 사항 | 이 자세를 시퀀스 후반부에 배치하는 이유는 몸의 일부분만이 아니라 전체가 고르게 풀려 있어야 부상이 없기 때문이다. 어깨, 등, 허리, 골반 중 어느 한곳이라도 경직되어 있으면 자세를 실행하는 데 있어 어려움이 느껴질 것이다. 어렵사리 자세를 만들어내더라도 부드럽게 유지하기가 힘들어 척추에 무리를 주기 쉽다. 충분한 시간을 들여 몸을 구석구석 섬세하게 풀어준 후 시퀀스의 마지막 즈음에 실행하는 방식이 좀 더 안전하다.

많은 사람들이 이 자세를 수련하며 허리 통증을 경험하는데, 그것은 척추 전체를 늘이지 않고 허리 아래 만을 좁게 꺾어버리기 때문에 발생한다. 몸의 전체를 최대한 길게 늘이는 데 집중하고 통증 없이 수행하고 있는지 유심히 관찰한다. 초보자는 숙련된 교사의 지도를 받으며 수련할 것을 추천한다.

10   누워서 무릎 펴 당기기 A(숩타 파당구쉬타 아사나 A)

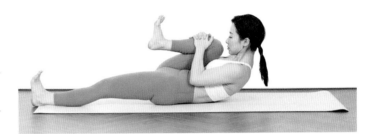

1 양쪽 무릎을 펴 바닥으로 내려놓고 바르게 눕
  는다.
2 숨을 마시며 깍지 낀 손으로 오른쪽 무릎을 구
  부려 잡고 가슴 방향으로 당겨 고개를 든다.

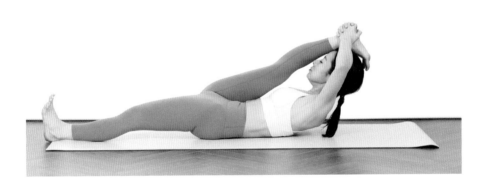

1 숨을 내쉬며 오른쪽 무릎을 펴고 양손으로 발목이나 뒤꿈치를 잡아 가슴 방향으로 당긴다.
2 가능하면 이마를 정강이에 댄다. 이때 아랫배를 조이며 상체를 들어 올려야 어깨와 목의 부담을 줄
  일 수 있다.
3 왼쪽 다리는 바닥에서 들리지 않도록 곧게 뻗고 발가락은 몸통 쪽으로 당긴다.
4 어깨와 가슴, 골반이 한쪽으로 기울지 않도록 균형을 잡고 어깨와 귀가 가깝지 않도록 윗등을 끌어
  내린다.
5 다리 뒷면의 자극을 느끼며 5회 호흡한다.
6 숨을 마시며 머리와 등을 바닥에 내려놓고 숨을 내쉬며 오른쪽 다리를 풀어 바닥으로 내려놓는다.

↻ **반대쪽도 동일하게 실행한다.**

주의 사항 | 복부에 힘이 부족할 경우 목과 어깨의 힘으로 몸을 들어 올리게 되고 이 경우 목 주변이 더 경직되는 부작용이 생길 수 있다. 자극점을 통해 복부의 힘(웃디야나 반다)으로 몸을 일으켰는지 주의 깊게 살핀다. 컨트롤이 불가능할 정도로 복부가 약화되어 있다면 무릎을 구부리고 상체를 들어 올린 첫 번째 사진의 자세 (226페이지)로 수련하거나 또는 쉬운 자세의 두 번째 사진인 자세인 '복부에 힘이 부족해 몸을 일으키기 어렵다면' 자세로 수련한다.

손으로 발을 잡지 못하거나
무릎이 펴지지 않는다면

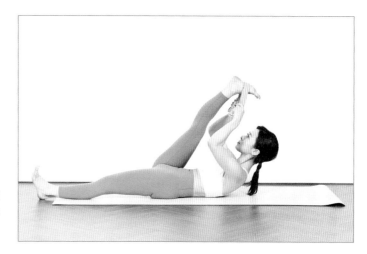

벨트를 발바닥에 걸어 잡고 실행한다. 다리를 완전히 펼 수 있으면 더 좋겠지만 어렵다면 무릎을 구부려도 좋다.

복부에 힘이 부족해
몸을 일으키기 어렵다면

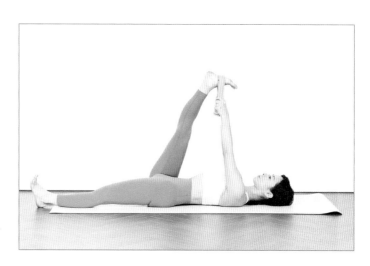

머리와 등을 바닥에 댄 채 발에 벨트를 걸어 잡고 다리 뒷면을 늘이는 데 집중한다.

227

<u>11</u>　어깨 서기(살람바 사르방가 아사나)

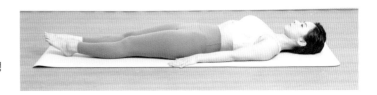

등을 대고 바르게 누운 자세에서 손바닥으로 엉덩이 옆 바닥을 짚고 준비한다.

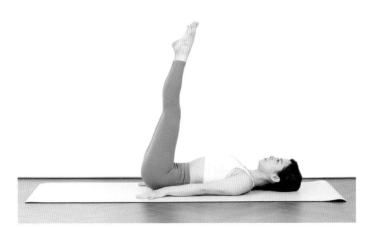

숨을 마시며 양쪽 다리를 모아 곧게 펴고 위로 들어 올린다.

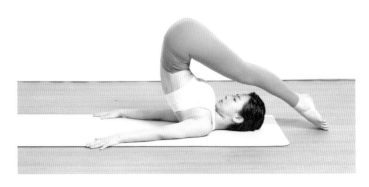

숨을 내쉬며 손바닥으로 바닥을 밀어내며 양쪽 다리를 서서히 머리 뒤로 넘긴다. 이때 복부의 힘을 이용하면 반동 없이 부드럽게 발을 넘길 수 있다.

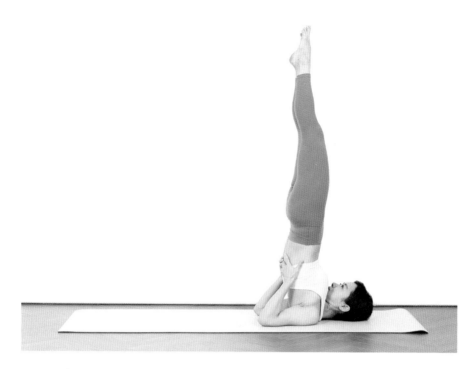

1 숨을 마시며 어깨를 등 아래쪽으로 당겨 최대한 귀와 멀어지게 하고 양쪽 팔꿈치 간격을 좁힌다.

2 어깨와 팔 뒷부분, 팔꿈치로 바닥을 밀어내며 그 힘을 이용해 손바닥이 등을 받쳐 바닥과 수직으로 세운다. 이 세 지점(어깨, 팔 뒷부분, 팔꿈치)이 무게를 받치고 있는 토대이다.

3 숨을 내쉬며 양쪽 다리를 위로 길게 뻗어 올린다. 어렵다면 다리를 하나씩 올리거나 양쪽 무릎을 구부려 올려도 좋다.

4 아랫배를 조여 허리와 골반의 중심을 잡고 몸이 한쪽으로 기울지 않았는지 살펴본다.

5 목과 등의 각도가 직각으로 굽혀졌고 토대가 단단히 몸을 잘 받치고 있다면 목과 어깨 주변으로 당기는 감각이 느껴질 것이다. 여기서 턱을 쇄골 사이에 붙이는 것을 잘란다라 반다라고 한다.

6 목이 너무 좁게 접혀 있다면 호흡이 힘들 수도 있다. 턱을 살짝 들어 목구멍 안쪽에 호흡을 할 수 있는 공간을 만들어주고 7회 호흡한다.

TIP | 이 자세는 '어깨 서기'라는 이름에 답이 있다. 자세의 사진을 얼핏 보면 목으로 서 있는 것 같지만 사실은 어깨가 토대가 되어 무게를 받치고 있다. 목에는 직접적인 무게가 실리지 않고 목 뒷면이 바닥에서 살짝 들려 있다. 뒤통수는 움직이지 않도록 바닥에 고정한다. 이때 무게를 주로 감당하고 있는 곳은 뒤통수가 아니라 어깨이며 어깨와 팔의 뒷부분, 팔꿈치까지 세 곳으로 무게를 균등하게 나누고 자세를 유지한다.

주의 사항 | 어깨 서기와 쟁기 자세는 목 디스크가 있거나 얼굴 부위의 문제(중증의 혈압, 중이염, 높은 안압)가 있다면 담당 교사와 미리 상담한 후 자세를 실행할지 여부를 결정한다. 생리 중일 때는 실행하지 않으며 쉬거나 다른 자세로 대체한다.

목뒤가 굳어 많이 당기고 힘들다면

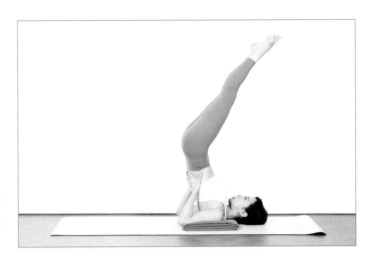

등 아래 담요를 깔아 목이 구부러지는 각도를 줄여
준다. 또 골반을 다 펴지 않고 살짝 굽혀주어도 좋
다. 만약 목뒤의 뼈가 볼록 튀어나와 아프다면 그곳
에 담요를 깔아주면 된다.

12 쟁기 자세(할라 아사나)

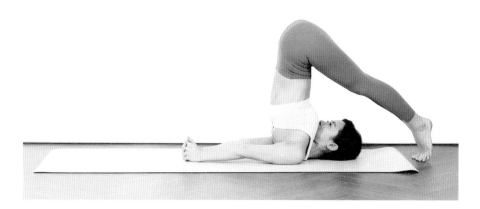

1 숨을 내쉬며 양발을 천천히 머리 뒤로 내려놓는다. 이 과정에서 다리가 바닥으로 세게 떨어지지 않도록 아랫배를 조인 채 속도를 조절한다.

2 양쪽 발끝으로 바닥을 밀어 무릎을 곧게 펴고 양손은 깍지 껴서 팔꿈치를 펴고 바닥에 댄다.

3 어깨와 팔의 뒷면으로 바닥을 단단히 누르고 엉덩이 끝은 위를 향해 올리며 척추를 곧게 편다. 특히 허리 아랫부분이 둥글게 말리지 않도록 한다.

4 아랫배를 조이는 웃디야나 반다를 실행하며 자세를 유지하는데, 이것은 자세를 풀고 내린 뒤 허리 통증이 발생하는 것을 예방하는 중요한 요소이다.

5 앞 자세(어깨 서기)와 마찬가지로 턱을 쇄골에 붙이는 잘란다라 반다를 실행한다. 이것은 얼굴 쪽으로 압력이 높아지는 것을 막아준다.

6 5회 깊게 호흡한다.

TIP | 상체를 세우는 방식은 이깨 시기와 동일하다. 다리를 바닥으로 내려놓기 때문에 앞에서 실행한 자세보다는 목과 등 뒤쪽의 당김이 좀 더 강하게 느껴질 것이다. 처음에는 고통처럼 느껴질 수 있으나 꾸준히 연습하면 점차 개운하게 느껴진다. 그러나 고통을 이겨내려는 마음가짐으로 접근해서는 안 된다. 시간을 두고 서서히 늘여가도록 하고 평소 몸의 뒷면(특히 등과 목 주변)이 항상 긴장해 있다면 이 자세를 깊은 호흡에 맞춰 꾸준히 수련하는 것을 추천한다.

주의 사항 | 발을 바닥에 대면 턱과 쇄골이 가까워지며 압박되어 호흡이 가빠지기도 한다. 턱과 쇄골이 가깝더라도 목구멍 속에는 긴 공간을 만들어 호흡의 길이 터져 있어야 하므로 턱을 살짝 들어 올려 공간을 만들어 호흡이 제한되지 않도록 한다.

1 숨을 마시며 양손으로 바닥을 짚고 서서히 척추 마디 하나씩 굴리며 내려간다. 이때 아랫배를 조여 그 힘으로 내려가는 속도를 조절하고 끝까지 머리가 바닥에서 들리지 않도록 한다.

2 숨을 내쉬며 양쪽 다리를 바닥에 대고 바르게 눕는다.

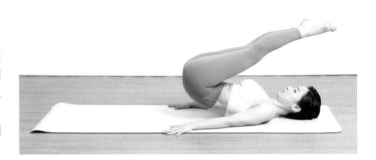

목이 불편하다면

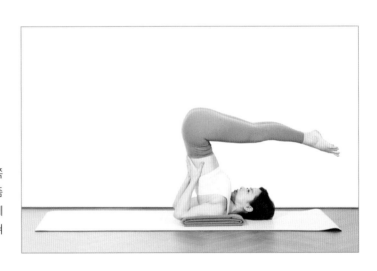

어깨 서기와 같은 방식으로 등 윗부분과 목 아래쪽에 담요를 깔아 목이 구부러지는 각도를 줄이면 좀 더 편하다. 몸의 뒷면이 굳어 있다면 발이 바닥에 닿지 않을 수 있는데, 이럴 경우 손으로 등을 받쳐 균형을 잡아주는 것이 안전하다.

13   물고기 자세(마츠야 아사나)

1   내려가는 과정에서 양손이 엉덩이 아래에 놓이게 된다. 만약 그렇지 못할 경우 한 손씩 엉덩이 아래로 깊게 찔러 넣는다.

2   손바닥을 바닥에 대고 팔꿈치가 등 뒤쪽으로 들어간다. 이때 양쪽 엄지손가락끼리 닿을 정도로 양손 사이를 가깝게 놓는다.

3   어깨와 귀가 최대한 멀리 떨어지게 하고 양쪽 발등을 가지런히 늘인다.

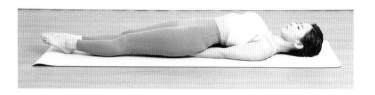

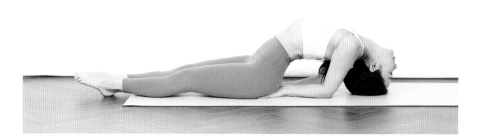

1   숨을 마시며 팔꿈치로 바닥을 밀고 가슴을 천천히 위로 확장하며 들어 올린다. 이때 시선은 여전히 가슴을 향한다.

2   가슴을 충분히 젖혔다면 서서히 머리를 뒤로 젖혀 정수리를 바닥에 댄다.

3   윗등 근육을 허리 방향으로 끌어 내리고, 어깨도 따라 내려가 귀와 멀어지게 한다. 이 움직임이 목 뒷면이 과하게 조여지는 것을 막아준다.

4   아랫배를 오목하게 수축하고 엉덩이와 함께 바닥 쪽으로 눌러 힘이 어깨나 목으로 올라가지 않도록 한다. 정수리에도 무게가 실려 있지만 하체로 무게를 더 실어야 목의 부담을 줄일 수 있다.

5   등 뒤의 날개뼈는 서로 가깝게 모으고 허리 아랫부분이 지나치게 꺾이지 않도록 꼬리뼈를 발 방향으로 말아 내린다.

6   들숨에서는 가슴과 갈비뼈 사이사이가 벌어지며 숨이 가득 채워지고 날숨에서 확장됐던 몸통이 줄 어들며 숨이 빠져나가는 것을 느껴본다. 호흡을 통해 자세를 만들어간다고 생각하며 5회 호흡한다.

7   숨을 내쉬며 턱을 당기고 등을 바닥으로 내려 바르게 눕는다.

TIP | 가슴 부위가 굳어 있다면 가슴을 뒤로 젖히는 데 한계가 있고 정수리를 바닥에 놓기가 힘들다. 그 럴 경우 턱을 살짝 앞으로 당겨 정수리보다 뒤쪽을 바닥에 놓거나 머리가 바닥에서 살짝 들려도 좋다. 이 자세를 실행하게 되면 평소 대부분의 시간 동안 구부정해져 있던 목과 등이 펴지면서 많은 양의 혈액 이 목 주변 부위로 순환된다. 가슴을 많이 젖히지 못하더라도 평소 자세보다 펴졌다면 긍정적인 효과는 반드시 따라온다. 순환을 위해서는 원활한 호흡이 필수이므로 호흡이 가빠지지 않도록 주의를 기울이며 자세를 유지한다.

<u>14</u>　누워서 비틀기 A

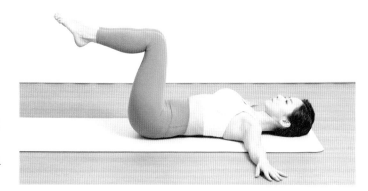

1 등을 바닥에 대고 누운 채 양팔을 좌우로 펼쳐 바닥을 짚는다.
2 숨을 마시며 양쪽 무릎을 구부려 가슴 방향으로 당겨 올린다.

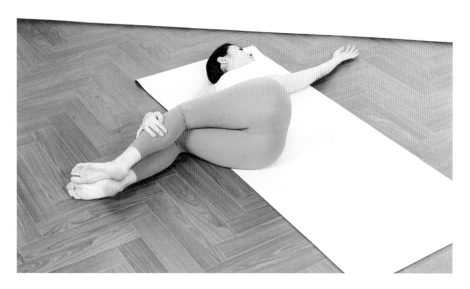

1 숨을 내쉬며 양쪽 무릎을 오른쪽 바닥으로 내리고 고개를 왼쪽으로 돌린다. 이때 왼쪽 어깨는 바닥에서 들리지 않도록 누른다. 손바닥은 위를 향해도 좋다.
2 무릎을 가슴 가까이 당겨 허리를 좀 더 둥글게 말고, 오른손으로 다리를 눌러 움직이지 않도록 고정한다.
3 왼쪽 어깨를 바닥으로 누를 때 오른손으로는 왼쪽 다리를 바닥으로 눌러 왼쪽 어깨부터 옆구리, 등과 허리, 엉덩이 바깥쪽까지 스트레칭한다. 상체와 하체가 서로 멀어져야 하며 서로 멀리 가려는 상반된 힘을 적용시켜 최대한의 스트레칭 효과를 이끌어낸다.
4 양쪽 어깨와 귀의 간격을 멀리 떨어뜨리고 아랫배를 조인다.
5 자극이 오는 부위에 집중하며 5회 호흡한다.

↻ **숨을 마시며 양쪽 다리를 들어 올린 후 반대쪽도 동일하게 실행한다.**

TIP | 다른 비틀기 자세와 마찬가지로 강제적인 힘보다는 호흡의 리듬에 맞춰 몸을 서서히 움직여야 좀 더 부드럽게 비틀어진다. 숨이 가득 채워져 있을 때는 몸이 팽창되어 있어 상대적으로 비틀기가 버겁고, 숨이 빠져나가면 몸이 가벼워져 쉽게 비틀 수 있다. 들숨에는 갈비뼈 사이가 벌어지며 몸통 가득 채워지는 과정을 보고 날숨에는 빠져나가는 숨의 속도에 맞춰 무릎을 더 누르고 어깨를 바닥으로 낮춰 꽈배기처럼 쥐어 짜본다. 몸이 굳어 어렵게 느껴진다면 가능한 만큼만 움직이며 주의 깊게 감각을 느껴본다.

15 모관 운동

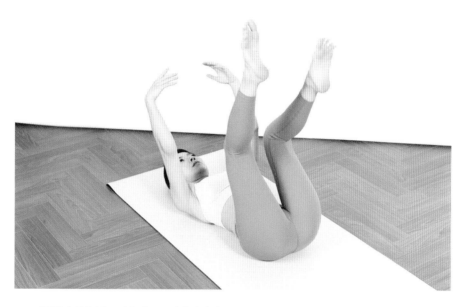

1 비틀었던 몸을 풀고 가운데로 돌아가 양팔과 다리를 위로 들어 올린다.
2 손목과 발목에 힘을 빼고 먼지를 터는 것처럼 빠르게 손과 발을 흔든다.
3 점점 강도를 높여 더 빠르게 털고 몸통은 흔들리지 않도록 바닥에 고정한다.
4 터는 동안 자연스럽게 호흡한다.
5 30초 정도 턴 후 숨을 내쉬면서 팔다리를 바닥으로 툭 떨어뜨린다.

떨어뜨린 직후 팔다리에는 찌릿하게 전기가 통하는 느낌이 오는데, 그 감각이 서서히 사라지는 것을 바라본다.

주의 사항 | 관절염이 있거나 흔들 때 관절에 통증이 느껴진다면 하지 않는다. 관절이 약한 사람은 바닥에 강하게 부딪히지 않도록 천천히 내려놓아야 한다.

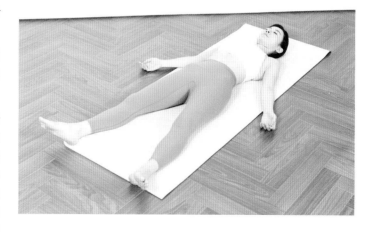

TIP | 당장 팔을 흔들어보면 이 운동이 얼마나 개운한지 알 수 있다. 모관 운동의 '모관'은 모세혈관의 줄임말이다. 팔다리를 흔들며 심장에서부터 나온 혈액을 손가락과 발가락 끝의 미세한 혈관까지 이동시켜주는 순환 운동인 셈이다. 처음엔 10번만 흔들어도 힘들다고 느껴질 수 있지만 매일 꾸준히 하다 보면 더 오래 흔들 수 있게 되고, 오래 할수록 순환 효과가 더욱 좋아진다. 침대에서도 할 수 있어서 편리하다.

16 송장 자세(사바 아사나)

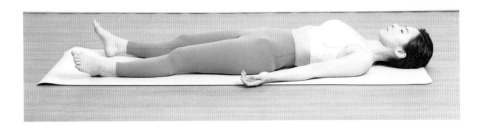

1 눈을 천천히 감는다.

2 얼굴 근육이 긴장해 있는지 살펴본다. 특히 미간과 턱 주변을 살핀다. 만일 긴장이 남아 있다면 살며시 힘을 뺀다.

3 턱이 위로 들리면 목이 불편하다. 턱을 살짝 목 쪽으로 당겨 뒷목을 이완한다.

4 팔은 45도 각도로 벌리고, 손바닥이 위를 향하게 한다. 팔이 몸에 너무 붙어 있으면 겨드랑이 부근이 불편해질 수 있고, 너무 벌리면 에너지가 빠져나가는 형태가 된다.

5 다리를 골반 너비보다 넓게 벌린 다음, 힘을 빼 발이 자연스럽게 옆으로 눕게 둔다.

6 꼬리뼈를 한 번 위로 말아 올렸다가 내려서 허리 주변을 이완시킨다.

7 몸이 바닥으로 편안히 가라앉는다고 생각한다. 동시에 바닥이 안정적으로 몸을 받쳐주고 있다는 사실을 떠올린다. 바닥은 대지를 의미하고, 대지는 생명의 어머니이다. 편안히 누워 있는 바닥이 나를 따뜻하게 안아주는 엄마의 품이라고 생각하자.

8 이제 요가 자세 수련을 할 때처럼 의식적으로 조절하는 호흡을 완전히 버린다. 그저 자연스럽게 숨이 들어오고 나가게 놓아둔다.

9 호흡에는 관여하지 않으면서 들어오고 나가는 숨을 의식한다. 숨이 들어오면 '숨이 들어오는구나' 하고 알아차리고, 숨이 나가면 '숨이 나가는구나' 하고 알아차린다.

10 잡념이 들어오면 그조차도 그냥 알아차린다. '잡념이 들어왔구나' 하고 알아차리고 다시 숨에 의식을 둔다.

11 송장 자세는 최소한 5분 이상 유지하는 것이 좋으며 여유가 있다면 그 이상 충분히 휴식을 취한다.

TIP | 이 호흡 알아차리기를 병행하는 송장 자세는 잠시만 수행해도 숙면을 취하는 것과 같은 효과를 얻는다. 몸은 잠이 든 것과 같은 상태로 휴식하게 되고, 숨을 자각하는 정신은 그 순간에만 집중하기에 명료하면서도 생생하게 살아 있는 느낌을 준다. 송장 자세를 잘 수련하면 신체뿐 아니라 정신의 피로 회복도 도우며 교감 신경계를 이완시키고 진정시켜준다. 불면증이 있다면 자려는 노력보다는 송장 자세를 꾸준히 실행해보자. 나중에는 송장 자세로 시작해서 깊은 잠에 빠지는 단계까지 발전될 수 있다.

송장 자세를 할 때 불편한 점이 있다면

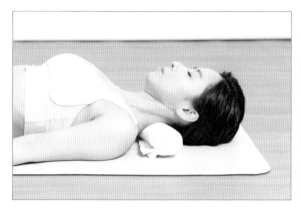

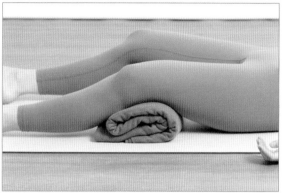

목뒤에 수건 대기: 일자목이거나 목 디스크가 있다면 수건을 둥글게 말아 경추 뒤 곡선에 맞추어 눕는다.

무릎 아래 담요 말아 넣기: 허리가 아프다면 무릎을 세워 그 아래 담요를 말아 넣고 허리가 바닥에서 많이 들리지 않게 한다.

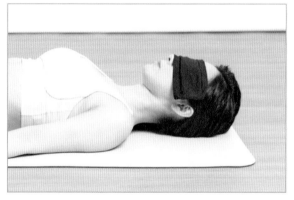

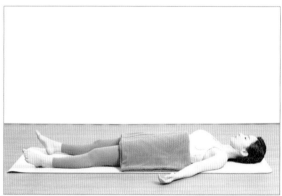

눈을 수건으로 가리기: 불빛에 예민하다면 눈을 덮어 어둡게 해주는 것이 깊은 휴식에 도움이 된다.

담요 덮기: 몸에 땀이 식으며 추위를 느낄 수 있으므로 담요로 몸을 덮어준다.

플레이북
PLAYBOOK